国家卫生和计划生育委员会"十三五"规划教材配套教材

全国高等学校配套教材

供康复治疗学专业用

社区康复学
学习指导及习题集

第 2 版

主 编 王 刚 赵 凯

编 委 (以姓氏笔画为序)

万 勤 华东师范大学

王 刚 华中科技大学同济医学院附属协和医院

巩尊科 徐州医科大学徐州临床学院

吕 洋 海南医学院附属儿童医院

杨 红 上海复旦大学附属儿科医院

何静杰 首都医科大学

陈文华 上海交通大学附属第一人民医院

赵 凯 安徽医科大学第一附属医院

赵 焰 湖北中医药大学附属医院

唐 梅 昆明医科大学第二附属医院

黄国志 南方医科大学珠江医院

商晓英 哈尔滨医科大学第六临床医学院

谢 明 南华大学附属第一医院

蔡 军 上海市精神卫生中心

人民卫生出版社

图书在版编目（CIP）数据

社区康复学学习指导及习题集 / 王刚，赵凯主编 . —2 版 .
—北京：人民卫生出版社，2018
全国高等学校康复治疗专业第三轮规划教材配套教材
ISBN 978-7-117-26436-5

Ⅰ . ①社… Ⅱ . ①王…②赵… Ⅲ . ①社区 – 康复医学 –
高等学校 – 教学参考资料 Ⅳ . ①R492

中国版本图书馆 CIP 数据核字（2018）第 083659 号

人卫智网	www.ipmph.com	医学教育、学术、考试、健康，购书智慧智能综合服务平台
人卫官网	www.pmph.com	人卫官方资讯发布平台

社区康复学学习指导及习题集
第 2 版

主　　编：王　刚 赵　凯
出版发行：人民卫生出版社（中继线 010-59780011）
地　　址：北京市朝阳区潘家园南里 19 号
邮　　编：100021
E - mail：pmph @ pmph.com
购书热线：010-59787592　010-59787584　010-65264830
印　　刷：北京铭成印刷有限公司
经　　销：新华书店
开　　本：787 × 1092　1/16　印张：10
字　　数：256 千字
版　　次：2013 年 3 月第 1 版　　2018 年 3 月第 2 版
　　　　　2022 年 12 月第 2 版第 2 次印刷（总第 3 次印刷）
标准书号：ISBN 978-7-117-26436-5/R · 26437
定　　价：28.00 元

前言

随着城镇化、老龄化及人们生活方式的变革，康复医学的发展迎来了新的机遇与挑战。提高医疗资源整体配置和使用效率，逐步形成分级诊疗、急慢分治、双向转诊的模式，已作为现阶段深化医改的主要任务之一。目前，以社区和家庭为主体的康复医疗服务体系尚未完善，社区康复专业技术队伍从整体数量上严重不足，远远不能满足社区康复医疗服务的需求。因此，加快社区康复医学专业人才队伍的培养已迫在眉睫。

本书是《社区康复学学习指导及习题集》第2版，是《社区康复学》(第2版)的配套教材和应试用书，为了帮助学生在较短的时间内掌握《社区康复学》的主要内容，每一章节编写了学习目标、重点和难点内容、习题集和参考答案四部分。学习目标部分明确了教材中需要掌握、熟悉和了解的内容；重点和难点内容部分是对教材内容的高度浓缩和提炼，便于教师授课及学生掌握和复习教材的重点内容；习题集部分主要采用名词解释、填空、选择题(A1型、A2型、B型、X型题)及问答题等题型，有助于训练读者理论与实践相结合的能力，把理论知识转变成指导临床实践的本领。为了促进学生思维，把参考答案置于习题集之后，方便学生自学，帮助学生巩固所学知识，检测学习效果。与第1版相比，主要突出社区特色，增加了近年来一些适宜在社区开展的新技术，更具有使用性和可读性。

本书在修订过程中，具有多年康复医疗和教学工作经验的14位编委不辞劳苦、认真负责地高效工作，在有限的时间内完成了大量内容的编写和修订，在保证编写进度的基础上提高了本书的编写质量，在此向所有编写单位和个人表示诚挚的谢意。同时也特别感谢参与了第1版编写工作的黄昭鸣、郭铁成、罗筱媛、石丽宏编委，正是他们前期的付出，才使这次编写修订工作得以顺利完成。由于我国的社区康复工作正处在发展阶段，以及编者的水平有限，书中难免有不足或疏漏之处，殷切希望使用本书的师生和同道不吝赐教并批评指正，以利于今后的修改和完善。

赵 凯

2018年2月

第一章
社区康复概论

一、学习目标

1. **掌握** 社区及社区康复的概念,社区康复的基本原则、主要目标和任务及工作程序和方法。
2. **熟悉** 社区康复的发展历程、特点、对象、内容及服务的主要途径。
3. **了解** 容易与社区康复混淆的几个概念。

二、重点和难点内容

(一) 社区、社区康复的概念

1. **社区**(community) 是指聚居在一定地域范围内的人们所组成的社会生活的共同体。

2. **社区康复**(community-based rehabilitation,CBR) 世界卫生组织的定义:在社区的层次上采取的康复措施,这些措施是利用和依靠社区的人力资源而进行的,包括依靠有残损、残疾、残障的人员本身,以及他们的家庭和社会。

联合国三大组织的定义:一种社区发展范畴内,为所有残障人士提供康复、公平机会和社会融合的策略。社区康复的实施,需要残障人自身及其家庭,以及相关的卫生、教育、职业和社会服务等方面的机构共同参与。

我国对社区康复的定义:社区康复是社区建设的重要组成部分,是指在政府领导下,相关部门密切配合,社会力量广泛支持,残疾人及其亲友积极参与采取社会化方式,使广大残疾人得到全面康复服务,以实现机会均等,充分参与社会生活的目标。

3. **社区康复的产生和发展** 我国社区康复的产生和发展:第一阶段(1986—1990 年)起步阶段;第二阶段(1991—1995 年)试点阶段;第三阶段(1996—2000 年)推广阶段;第四阶段(2001 年至今)发展阶段。

4. **社会康复**(social rehabilitation) 是残疾人全面康复的组成部分。它是指从社会的角度推进医疗康复、教育康复、职业康复等工作,动员社会各界、各种力量,为残疾人的生活、学习、工作和社会活动创造良好的社会环境,使他们能够平等参与社会生活并充分发挥自己的潜能,自强自立,享有与健全人同样的权利和尊严,并为社会履行职责,做出贡献。

5. **社区康复与社会康复的区别** 社区康复是与医院康复相并行的一种康复途径,包括各方面的康复内容。社会康复作为全面康复工作的组成部分,是从社会的角度推进全面康复。社区康复是康复的途径、形式;而社会康复是康复的内容,是全面康复的组成部分。

6. **社区医疗**(primary care) 是指一般的医疗保健,即病人在转诊到医院或专科前的一些医疗。社区医疗提供了整合的、便利的医疗保健服务;医生的责任是满足绝大部分个人的医疗需求,与病人保持长久的关系,在家庭和社区的具体背景下工作。

7. **社区服务** 是指政府、社区居委会以及其他各方面力量,直接为社区成员提供的公共服务和其他物质、文化、生活等方面的服务。

8. **社区服务具有以下特征**

(1)社区服务不只是一些社会自发性和志愿性的服务活动,而是有指导、有组织、有系统的服务体系。

(2)社区服务不是一般的社会服务产业,它与经营性的社会服务业是有区别的。

(3)社区服务不是仅由少数人参与的、为其他人提供服务的社会活动,它是以社区全体居民的参与为基础,以自助与互助相结合的社会公益活动。

9. **社区服务的作用**

(1)对社区物质文明与精神文明建设有着很大的推动作用。

(2)可以使社区成员拥有更多的公共服务、社会福利和闲暇时间,让人们从沉重的家务劳动中解放出来,提高人们的生活质量。

(3)可以使人们更集中精力从事生产劳动和其他社会活动,创造出更多社会财富。

(4)通过广泛群众参与,会培养出一种高尚的社会道德与社会风气。

(5)有利于早期人们的主体意识、协作意识、法纪意识和文化意识,有利于提高人的素质。

(二)社区康复的基本原则、目标和任务及特点

1. **社区康复的基本原则** 应以《残疾人权利公约》的原则为基础,它包括以下几个方面:①尊重固有尊严和个人自主,包括自由做出自己的选择,以及个人的自立;②不歧视;③充分和切实地参与和融入社会;④尊重差异,接受残疾人是人的多样性的一部分和人类的一份子;⑤机会均等;⑥无障碍;⑦男女平等;⑧尊重残疾儿童逐渐发展的能力,并尊重残疾儿童保持其身份特性的权利。同时,其基本原则还应包括残疾人自我倡导、与其有效地沟通以及政府主导或政府支持,使社区康复持续维持。

2. **社区康复的主要目标** 使残疾人获得有助于整体康复、融入和参与的康复服务。

3. **社区康复的任务** 就是在社区水平推广、支持和实施康复活动,并协助转介到更专业化的康复服务,以保证残疾人及其家庭能获得常规的康复服务和工作生活的机会,并推动社区朝向包容性社区发展。

4. **社区康复的特点** 社区康复作为社区发展的一项战略,已进入了一个多元化、快速发展的新阶段,尽管各个国家的国情不同,但社区康复的发展具有以下几个方面的共同点:①社会化的工作原则;②以社区为本;③低成本、广覆盖;④因地制宜;⑤提供全面的康复服务;⑥技术实用,促进包容性健康;⑦康复对象和家属的主动参与。

(三)社区康复的对象和内容

1. **社区康复的对象** 在我国主要包括三类人群:残疾人、慢性疾病患者和老年人。

2. **残疾人** 我国对残疾人的定义是指生理功能、解剖结构、心理和精神损伤、异常或丧失,部分或全部失去以正常方式从事正常范围活动的能力,在社会生活的某些领域中处于不利于发挥正常作用的人。

3. **老年人** (我国)是指60周岁以上的公民。

4. **社区康复的工作内容** 由五个关键部分组成——健康、教育、谋生、社会和赋能。在每一个部分中又有五个要素。

(四)社区康复的工作程序、方法及主要途径

1. **社区康复的工作程序** 大体为建立社会化工作体系→制订工作计划→培训人员→调

查社区康复资源和残疾人康复需求→组织实施→检查评估。

社区康复项目实施的工作方法,通常可以以一个管理环来描述,它包括四个阶段:第一阶段,情况分析;第二阶段,计划与设计;第三阶段,执行与监督;第四阶段,评估。

2. 社区康复服务的主要途径 机构康复服务,延伸服务,残疾人工作者经常性服务,融入其他部门的服务,利用社会公益活动为残疾人提供康复服务,组织人员不定期上门服务,以及利用传媒提供的康复服务。

三、习题

(一)名词解释
1. 残疾人(中国)
2. 社区医疗

(二)填空题
1. 在一些国家,社区医疗又称为_____,而社区保健的医生通常称为_____。
2. "十二五"期间,康复医疗机构划分为_____、_____、_____三个层级。

(三)选择题
【A1型题】
1. 构成社区共同体的最基本要素是
    A. 政治信仰　　　　　　　B. 血缘关系　　　　　　　C. 理性意志
    D. 一定地域范围内　　　　E. 朋友关系
2. 世界卫生组织提出社区康复这种康复服务途径是在
    A. 1976年　　B. 1978年　　C. 1979年　　D. 1981年　　E. 1985年
3. 社区康复与机构康复的最大区别是
    A. 专业性强,康复项目全
    B. 低成本,广覆盖的康复服务
    C. 设备条件好
    D. 服务对象是残疾人、慢性病人和老年人
    E. 治疗以功能训练为主
4. 社区康复的特点**不包括**
    A. 技术实用,促进包容性健康　　　　B. 以社区为本
    C. 康复对象和家属的主动参与　　　　D. 社会自发性和志愿性
    E. 因地制宜
5. 2016年12月21日,国务院常务会议审议通过了《"十三五"卫生与健康规划》提出,有康复需求的残疾人接受基本康复服务的比例应达到
    A. 60%　　　B. 70%　　　C. 80%　　　D. 90%　　　E. 100%
6. 在过去20余年的发展过程中,我国的社区康复起步阶段开始的年份是
    A. 1980年　　B. 1983年　　C. 1986年　　D. 1988年　　E. 1976年
【B型题】
(7~9题共用备选答案)
    A. 自助与互助相结合的社会公益活动
    B. 是康复的途径

C. 为社区成员提供的公共服务

D. 是指一般的医疗保健

E. 是康复的内容

7. 社区康复

8. 社会康复

9. 社区医疗

（10~12题共用备选答案）

A. 自助小组

B. 技能发展

C. 辅助器具

D. 文化与艺术

E. 终生学习

10. 社区康复工作内容中健康包括

11. 社区康复工作内容中社会包括

12. 社区康复工作内容中赋能包括

【X型题】

1. 社区康复的工作内容包括

A. 健康　　　B. 教育　　　C. 谋生　　　D. 社会　　　E. 赋能

2. 社区康复服务的主要途径是

A. 康复机构的康复　　　　B. 上门康复服务　　　　C. 教育康复

D. 利用传媒　　　　E. 职业康复

3. 社区康复的基本原则包括

A. 不歧视　　　B. 机会均等　　　C. 无障碍　　　D. 男女平等　　　E. 有选择性

4. 国外对社区的理解归类为四种类型

A. 定性的方法　　　　B. 人类学的方法　　　　C. 生态学的方法

D. 定量的方法　　　　E. 社会学的方法

（四）问答题

1. 社区康复的工作程序是什么？

2. 社区康复的主要目标是什么？

四、参考答案

（一）名词解释

1. **残疾人**（中国）：是指在心理、生理、人体结构上，某种组织、功能丧失或者不正常，全部或者部分丧失以正常方式从事某种活动能力的人。

2. **社区医疗**：社区医疗是指一般的医疗保健，即病人在转诊到医院或专科前的一些医疗。

（二）填空题

1. 第一线医疗　全科医生

2. 综合医院康复医学科　康复医院　社区卫生服务中心与乡镇卫生院

（三）选择题

【A1 型题】

1. D　2. A　3. B　4. D　5. C　6. C

【B 型题】

7. B　8. E　9. D　10. C　11. D　12. A

【X 型题】

1. ABCDE　2. ABD　3. ABCD　4. ABCE

（四）问答题

1. 社区康复的工作程序是什么？

答：工作程序大体为：建立社会化工作体系→制订工作计划→培训人员→调查社区康复资源和残疾人康复需求→组织实施→检查评估。

2. 社区康复的主要目标是什么？

答：社区康复的主要目标是使残疾人获得有助于整体康复、融入和参与的康复服务。具体包括：

（1）通过因地制宜和经济有效的康复，尽可能改善身体功能，使其获得健康、教育、谋生及社会层面的机会，以提高残疾人及其家庭的生活质量。

（2）创建无障碍社区，促进全民参与，保护残疾人的权利，促进社区康复作为社区包容性发展策略。

（3）促进残疾人融入参与发展及决策过程，成为倡导者、决策者和公众意识改善者；促进残疾人及其家庭提高社会地位。

（王　刚）

第二章
社区康复的管理与评估

第一节 社区康复的管理与实施

一、学习目标

1. **掌握** 社区康复工作团队建设与管理,社区康复的服务内容。
2. **熟悉** 社区康复管理的组织网络,社会化工作新体系及服务流程,监督评估。
3. **了解** 社区康复志愿者的组织和管理,数字化社区康复中心和专科联盟。

二、重点和难点内容

(一)社区康复团队的建设与管理

1. **建立社区康复项目** 需要从上级到基层不同人员担任不同角色、承担不同责任,而为残疾人提供康复服务需要管理人员、康复指导人员、基层康复人员、社区康复社会工作人员(社工)、志愿工作者、残疾人及其亲友的密切配合。

2. **管理人员** 主要有社区康复工作领导小组成员、技术指导中心和康复训练服务机构负责人员、街道、乡镇社区康复工作管理人员、社区居民委员会和村民委员会主任等。

3. **康复指导人员** 是社区康复训练与服务工作科学、有效进行的重要人力资源,主要有技术指导组成员、承担训练服务任务机构的医务人员、教师以及经培训的相关部门业务人员。

4. **基层康复人员** 主要指街道、乡社区和村卫生中心站的医务人员,学校教师、民政、教育、计生、妇联等系统的基层工作人员。

5. **社区康复社会工作人员** 是残疾人、残疾人家庭和社区成员,帮助残疾人及其家属预防和解决部分经济问题或生活问题,开展社区服务,完善社会功能,提高残疾人社会福利水平和生活质量。

(二)建立社区康复社会化工作新体系

社区康复的实施需要依靠社会化的工作体系,这一体系由组织管理网络、技术指导网络和训练服务网络组成。

1. **组织管理网络**

(1)加强政府领导,完善省、市、县(区)残疾人康复工作办公室。将残疾人"人人享有康复服务"的目标纳入社会经济发展规划,列入政府及相关部门工作考核目标,制定康复保障措施,组织制订并实施社区康复计划。

(2)街道、乡镇残联协调有关单位,统筹考虑残疾人的康复需求和康复资源,因地制宜开展残疾人社区康复工作。

(3)社区居委会、村委会配备专职或兼职的社区康复员,为残疾人提供就近就便的康复服务。

2. 技术指导网络

（1）调整和充实各级社区康复技术指导组，在制定相关技术标准、推广实用技术、培训人员和评估康复效果等方面发挥作用。

（2）建立和完善省级、地（市）级残疾人康复中心，加强规范化管理，不断扩展康复业务，扩大服务领域，发挥技术示范和指导作用。

（3）整合当地康复资源，县（区）建立康复技术指导中心和残疾人辅助器具供应服务站，为残疾人提供服务，并发挥普及知识、人员培训、社区家庭指导、咨询转介等服务作用。

3. 训练服务网络 以社区为基础、家庭为依托，充分发挥社区服务中心、社区卫生服务中心（站）、乡镇卫生院、学校、幼儿园、福利企业事业单位、工疗站、残疾人活动场所等现有机构、设施、人员的作用，资源共享，形成社区康复训练服务网络，为残疾人提供就地就便、及时有效的康复训练与服务。

（三）社区康复的监督评估

1. 社区康复评估 是指参照一定的标准，以被检查社区的康复服务规划目标、策略、行动计划的执行情况和康复对象的康复效果为依据，对社区康复服务的各项工作和康复对象进行客观、科学的鉴定。

2. 评估核心 对社区康复服务活动的相关性、有效性、效率、影响、持久性进行评估。

3. 评估方法 自我评估、相互评估、上级评估、外界评估。

4. 评估原则 实事求是、整体评估、定量分析与定性分析相结合、资料查阅与实地调查相结合。

5. 评估时间 月评估、阶段评估、中期评估、终期评估、远期评估等。

6. 评估内容 包括对组织管理、实施情况、康复效果和社会效益四方面的评估。

（四）社区康复的基本模式

1. 社会医疗合作型 由政府社会部门（卫生、残联、福利、社保等）领导，康复专家、康复医师、康复治疗师、康复护士团队提供技术支持。

2. 社区康复治疗附属某区域性大型医院模式 由区域性大型综合医院直属或附属，并由该综合医院提供技术支持及人才培养，以社会招聘形式完成对基层社区康复人员的扩充。

3. 社区康复与社区卫生站合作捆绑模式 是中国目前社区康复的主要形式，社区卫生服务中心在服务站设置康复治疗室，并配有基础的康复训练器材和评估设施，定期对社区所辖范围内的残疾人进行康复治疗和功能评定，同时开设家庭康复病床，定期派康复工作者到残疾人家中进行康复治疗，各区县所在康复中心应有康复医生定期到周围的社区卫生服务中心进行技术指导和康复知识讲座，有针对性地举办一些社区康复技术培训班，或通过互联网进行远程教育。

4. 社会力量独立办社区康复医院 以其独特的私人经营模式，以服务康复人群为目的，合理获得利益。

（五）区域三级康复服务体系建设

区域性三级康复网络建设是整合区域内三级体系医疗机构的康复医学科，建立的一个建成的区域性、专业性、非营利性的康复医疗协作体系。区域性三级康复网络的建设是为了在规范化的三级康复网络临床诊疗规范下，确定三级体系的职责，建立双向转诊制度，保证三级康复网络体系在合理化、严格化的制度下进行建设，解决三级体系定位不明确，联系不紧密的问题,提高区域内整体康复医疗水平。

三、习题

(一)名词解释

1. 赋权

2. 社区康复社会化工作新体系

3. 社会医疗合作型 CBR

(二)填空题

1. 社区康复是为残疾人康复_____、_____及增加包容性的一种策略。

2. 目前国内外主要存在四种社区康复模式,主要包括"社会医疗合作型"、_____、_____和"社会力量独立办社区康复医院"。

3. 社区康复的评估原则,包括"实事求是"、_____、_____和"定量分析与定性分析相结合"。

(三)选择题

【A1 型题】

1. 社区康复的领导机构是

    A. 社区政府　　B. 残联部门　　C. 民政部门　　D. 卫生部门　　E. 教育部门

2. 卫生部门在社区康复中的主要作用是

    A. 组织管理　　　　　　　　　　　　B. 制订社区康复规划

    C. 提供康复专业技术　　　　　　　　D. 协调各有关部门参与社区康复

    E. 开展就业培训

3. 社区康复指导人员**不包括**

    A. 技术指导组成员　　　　　　　　　B. 承担训练服务任务机构的医务人员

    C. 康复医师　　　　　　　　　　　　D. 经培训的治疗师

    E. 街道管理人员

4. 社区康复评估时间包括

    A. 月评估　　B. 阶段评估　　C. 中期评估　　D. 远期评估　　E. 年评估

5. 社区康复志愿者**无法**享有的权利是

    A. 接受志愿者组织的培训

    B. 遇到困难和问题,可以请求志愿者组织的帮助和解决

    C. 监督志愿者组织

    D. 享受有偿劳动

    E. 向志愿者组织提出建议

【A2 型题】

6. 社区康复的实施,要依靠残疾人自己及其家属,以及所在社区相应的卫生部门、教育部门、劳动部门和社会服务部门等的共同努力,中国社区康复的主要形式是

    A. 社会医疗合作型 CBR　　　　　　　B. 医院附属型 CBR

    C. 与社区卫生站合作捆绑型 CBR　　　D. 个体型 CBR

    E. 养老型 CBR

7. 社区康复志愿者正以其突出的社会作用和大众影响力,受到各国政府和社会的普遍重视,

已成为现代文明社会不可缺少的组成部分,为推动人类发展、社会进步和社会福利事业发挥着重要作用和广泛影响。社区康复志愿者有别于其他行业志愿者的最大特点是

A. 是一种自愿的、不为报酬和收入而参与的行为

B. 参与社会活动、寻找组织归属感以及获得精神愉悦,是其主要动机

C. 全面熟练地掌握社区康复知识和训练技能,正确指导残疾人和家庭训练员展开功能锻炼,制订准确的训练计划

D. 具有爱心、耐心和细心

E. 通过自身能力及掌握的知识,为他人提供帮助

【B型题】

(8~10题共用备选答案)

A. 自我评估

B. 相互评估

C. 上级评估

D. 外界评估

E. 下级评估

8. "不同计划项目之间、不同康复对象之间进行的交流性评估",是

9. "国外、社区外的组织、团体、个人对项目及康复对象的评估",是

10. "项目计划管理者、执行者及服务对象对自身工作及康复效果的评估"是

(11~14题共用备选答案)

A. 社会医疗合作型 CBR

B. 医院附属型 CBR

C. 与社区卫生站合作捆绑型 CBR

D. 个体型 CBR

E. 养老型 CBR

11. 目前康复医学与社区结合的最主要形式,具有广泛的区域机构基础,是

12. 有强大的政策支持、技术支持、资金支持,是

13. 体制灵活,人员精简,效率高,可借鉴私人医院运作模式,是

14. 医院直接领导社区,提供丰富的医疗资源,进行技术培训及人才培养,对康复患者提供专业指导,是

(四)问答题

1. 简述社区康复管理的组织网络。

2. 简述社区康复的服务内容。

3. 阐述社区康复与社区卫生站合作捆绑模式。

4. 如何建立和完善社区康复志愿服务的管理机制?

四、参考答案

(一)名词解释

1. 赋权:在社区康复中,赋权是指赋予当地居民、残疾人及其家属决定方案和控制资源的权力,意味着残疾人应积极参与项目的规划、实施、评估和管理的全过程。

2. **社区康复社会化工作新体系**:社区康复的实施,依靠社会化的工作体系,这一体系由组

织管理网络、技术指导网络和训练服务网络组成。

3. 社会医疗合作型 CBR：由政府社会部门（卫生、残联、福利、社保等）领导，康复专家、康复医师、康复治疗师、康复护士团队提供技术支持。

（二）填空题

1. 机会均等　减少贫困
2. 社区康复治疗附属某区域性大型医院模式　社区康复与社区卫生站合作捆绑模式
3. 整体评估　定量分析与定性分析相结合

（三）单项选择题

【A1 型题】

1. A　2. C　3. E　4. E　5. D

【A2 型题】

6. C　7. C

【B 型题】

8. B　9. D　10. A　11. C　12. A　13. D　14. B

（四）问答题

1. 简述社区康复管理的组织网络。

答：开展社区康复需要依赖于健全的网络化结构。根据我国部分城乡社区康复工作试点的经验，目前行之有效的社区康复管理体制可概括为三级社区康复网络，其中包括政府部门参与的三级社区康复管理网、卫生部门参与的三级医疗保健康复网、民政部门参与的三级社会福利保障网。三级是指区（县）、街道（乡镇）、居委会（村），即以区（县）为主导，以街道（乡镇）为基地，以居委会（村）为基础，协调教育、残联、财政、劳动、宣传等部门，在社区为残疾人提供全面康复服务。

2. 简述社区康复的服务内容。

答：①残疾筛查；②医疗康复服务；③康复训练指导服务；④日间照料与养护；⑤工（农）、娱疗；⑥职业康复；⑦心理支持；⑧知识宣传普及。

3. 阐述社区康复与社区卫生站合作捆绑模式。

答：该型 CBR 是中国目前社区康复的主要形式，社区卫生服务中心在服务站设置康复治疗室，并配有基础的康复训练器材和评估设施，定期对社区所辖范围内的残疾人进行康复治疗和功能评定，同时开设家庭康复病床，定期派康复工作者到残疾人家中进行康复治疗，各区县所在康复中心应有康复医生定期到周围的社区卫生服务中心进行技术指导和康复知识讲座，有针对性地举办一些社区康复技术培训班，或通过互联网进行远程教育。

社区康复与社区卫生站统一模式的优势：①这是目前康复医学与社区结合的最主要形式，具有广泛的区域机构基础。②社区卫生服务中心作为国家基础医疗卫生部门，其覆盖范围广，城镇分布相对较平衡。③成熟的社区卫生站管理机构，基础类临床设施及人员配备较齐全。④建设成本低，在社区卫生服务中心成熟的基础上引进或扩大康复医疗设施，丰富医疗范围，管理灵活，人事编制问题较容易解决。⑤康复需求人群就医方便，降低康复成本，节约社会资源。⑥基层宣传康复知识，提高居民康复意识，改善居民生存质量。

发展社区康复与社区卫生站合作捆绑模式目前存在的问题：①服务内容较单一，大多只涉及中医理疗按摩类，西医康复理念尚未普及。②专业康复治疗师绝对不足。③康复设施相对不齐全。④社区收入相对人才引进不足。⑤与大型医院合作有限，转介体制不完善。

4. 如何建立和完善社区康复志愿服务的管理机制？

答：①对志愿者实行分层管理机制；②建立多渠道、多层次的志愿者培养体制；③加强志愿者规范化、制度化管理；④建立和完善激励机制；⑤不断提高志愿者自身素质；⑥注重信息反馈机制应用。

（黄国志）

第二节 社区康复的评估

一、学习目标

1. **掌握** 社区康复评估的方法，社区康复评估的内容，社区调查的方法，社区康复调查的内容。
2. **熟悉** 社区康复评估的目的，社区调查资料的整理与分析。
3. **了解** 评估报告的撰写。

二、重点和难点内容

（一）评估的目的

1. **多角度评估项目的实施情况** 从社区评估的结果可以看到不同群体对项目的评价，项目专家从专业角度对项目提出评价，项目实施机构从实施和管理项目的角度进行评估，项目收益群体可以对项目目标的实现提供最真实的评价。因此，社区康复评估可以从多角度了解到项目的实施情况，从而可以从不同方面对项目的继续实施进行调整。

2. **实现项目收益群体** 在项目中的全程参与发展项目强调收益群体的参与，在项目前期准备的实施过程中，项目收益群体要参与其中，评估虽然不是实现项目目标的角度进行评估，项目收益群体可以对项目目标的实现提供最真实的评价。因此，社区康复评估可以从多角度了解到项目的实施情况，从而可以从不同方面对项目的继续实施进行调整。

3. **实现项目收益群体的能力建设** 发展项目的目标之一是提高项目收益群体的发展能力。通过社区康复评估，项目收益群体不仅对项目有了全面的了解和反思，他们在评估中还应该对项目的完善提出自己的建议，从而把项目收益群体从被动的收益者转化成主动的参与者，对他们的能力建设有很大帮助。

4. **保证社区康复的质量及可持续性** 评估社区康复的管理、规划、策略和行动方案的恰当性、效率和效果，改善现有社区康复政策与服务。提高社区康复服务的计划性、有效性、适用性及经济性，以确保其可持续性发展。

5. **确保社区康复朝向包容性社区发展** 评估社区康复相关者，包括社区政府职能部门、残疾人及其家庭成员、各类专业人员、社区居民等对社区康复参与及接受程度，倡导社区康复理念，朝向包容性社区发展。

6. **促进社区康复的科学化管理，为选择未来社区康复项目提供依据** 检验、探索社区康复评估标准、评估方法、评估监督，促进社区康复的循证实践与科学化管理。收集、整理、分析社区康复评估资料，为恰当规划、决策和选择未来社区康复项目提供依据。

（二）评估的方法

社区康复评估遵循全面、客观、实用的原则,反映社区康复的本质和全貌。评估的步骤包括确定评估目的、收集信息、分析数据、得出结论、撰写报告与成果分享。评估采用定性和定量结合的方法,常用的评估方法:①数据调查与资料查;②个案访谈与焦点讨论;③实地调查与观察。

（三）评估的内容

社区康复评估是一项综合性评估,对任何一个社区康复项目的评估都包括项目目标、效率、结果、影响和可持续发展等方面的评估。

根据社区康复项目发展的过程,评估可分为:①社区康复管理的评估;②社区康复计划实施过程的评估;③社区康复资源的评估;④社区康复成效的评估;⑤评估报告的撰写。

三、习题

（一）名词解释

社区康复评估

（二）选择题

【A1 型题】

1. 在社区康复评估中,数据调查与常用的方法是
   A. 定性　　　B. 定量　　　C. 问卷　　　D. 结构式　　　E. 非结构式

2. 针对社区康复项目涉及的主题、现象、反应、经验或问题等收集事实资料,取得正确的结论或达成共识的过程常采用的评估方法是
   A. 个案访谈与焦点讨论法　　B. 实地调查与观察法　　C. 问卷法
   D. 资料调查法　　E. 入户调查法

3. 从残疾人及其家庭成员和其他人员或其他方面获得指定的和明确的结果评估方法是
   A. 个案访谈与焦点讨论法　　B. 实地调查与观察法　　C. 问卷法
   D. 资料调查法　　E. 入户调查法

4. 评估社区康复项目或计划的过程、影响与可持续性,除提高社区康复服务的计划性、有效性、适用性外,还有
   A. 实用性　　　B. 经济性　　　C. 和谐性　　　D. 发展性　　　E. 恰当性

5. 为使社区康复的评定结果具有科学性、可信性,常通过实地访问、观察和调查等形式,对社区康复项目的实施、效果、现实意义、影响等进行
   A. 内部评估　　B. 外部评估　　C. 结构性评估
   D. 定量和定性评估　　E. 问卷评估

6. "当外部资源支持逐渐减少或取消时,该项目是否能够继续下去",这是评估社区康复项目中的
   A. 结果　　　B. 效率　　　C. 可持续性　　　D. 价值　　　E. 影响

7. 个案访谈属于的评估方式是
   A. 定性　　　B. 非定性　　　C. 定量　　　D. 非定量　　　E. 定性和定量

8. 实地调查属于的评估方式
   A. 定性　　　B. 非定性　　　C. 定量　　　D. 非定量　　　E. 定性和定量

【X 型题】

1. 社区康复评估的目的是
    A. 多角度评估项目的实施情况
    B. 实现项目收益群体在项目中的全程参与
    C. 保证社区康复的质量及可持续性
    D. 确保社区康复朝向包容性社区发展
    E. 促进社区康复的科学化管理,为选择未来社区康复项目提供依据
2. 社区康复评估的常用方法有
    A. 数据调查   B. 资料查阅   C. 个案访谈
    D. 焦点小组讨论   E. 实地调查与观察
3. 社区康复评估的步骤是
    A. 评估目的   B. 收集信息   C. 分析数据
    D. 得出结论   E. 撰写报告与成果分享
4. 社区康复评估的内容有
    A. 可持续发展   B. 项目信息   C. 项目影响
    D. 项目结果   E. 项目目标
5. 社区康复管理的评估内容涉及
    A. 社区康复政策   B. 社区康复网络
    C. 社区康复领导小组   D. 社区康复经费支持
    E. 社区康复专家
6. 社区资源包括
    A. 资金、人力、场地资源   B. 法规、政策、文化资源   C. 无障碍环境
    D. 专家网络   E. 残联系统
7. 社区康复评估报告包括
    A. 项目描述   B. 成效指标测量方法
    C. 项目成效结果分析   D. 项目规划
    E. 持续改善计划

(三)问答题

1. 常用的社区康复评估方法是什么?
2. 社区康复资源的评估内容包括哪些?

四、参考答案

(一)名词解释

社区康复评估:是指采用一定的标准和方法,评定社区康复管理,社区康复项目或计划的目标、执行过程、效果以及可持续性发展。

(二)选择题

【A1 型题】
    1. C 2. A 3. C 4. B 5. D 6. C 7. A 8. E
【X 型题】
    1. ABCDE 2. ABCDE 3. ABCDE 4. ACDE 5. ABD 6. ABD 7. ABCE

（三）问答题

1. 常用的社区康复评估方法是什么？

答:(1)数据调查与资料查阅:常采用问卷、访谈、查阅文献或报告等方式进行。从残疾人及其家庭、社区居民、其他社区项目、当地政府相关部门收集资料信息。也可以查阅文献资料、社区康复工作人员和其他专业人员的活动及参与记录等资料信息,以获得基础资料数据,主要为社区康复的评估提供情况分析数据。

(2)个案访谈与焦点讨论:对社区康复项目涉及的主题、现象、反应、经验或问题等以个案访谈或焦点小组的形式进行深入讨论,收集事实资料,取得正确的结论或达成共识。

(3)实地调查与观察:通过实地访问、观察和调查等形式,对社区康复项目的实施、效果、现实意义、影响等进行定量和定性评估,使社区康复的评定结果具有科学性、可信性。

2. 社区康复资源的评估内容包括哪些？

答:(1)可利用的社区资源有哪些:社区康复强调将服务送到残疾人家中,注重教育社区人士及其家人对残疾人的接纳,创造残疾人回归社会的机会,因此社区可利用的资源对与社区康复的持续发展至关重要。社区资源包括资金、人力、场地、设施等物质支持资源,也包括法规、政策、文化、环境、专家网络和残疾人互助网络等社会支持资源。

(2)社区康复场地、设备、设施是否符合社区康复项目的需要:如足够大的建筑容量,适用、长期拥有、归社区支配的康复设备、设施,可包容所有的人,如残疾人、他们的家庭、社区成员及服务提供者等。

（何静杰）

第三节　社区康复的调查

一、学习目标

1. **掌握**　社区康复调查的目的与方法。
2. **熟悉**　各类社区康复调查表格的涉及内容。
3. **了解**　调查资料的分析方法。

二、重点和难点内容

（一）调查的目的

社区康复调查是社区康复常用的工作手法,其目的可以概括为以下几点:

1. 有系统地收集相关资料数据,发现社区康复的需要,为未来社区康复规划做准备。
2. 通过社区康复调查,介入社区,建立工作关系。
3. 在社区康复调查过程中,传播、倡导社区康复理念和知识。
4. 协助解决社区康复问题和发展社区康复行动的一种途径。
5. 发现残疾人领袖、招募志愿者和动员社区参与的一种方法。
6. 评估社区康复项目成效的一种方法。

（二）调查的方法

社区康复调查是社区康复常用研究方法,同时也是一种组织策略与工具。社区康复调查可以采用定量或定性的方式,分为普查(即调查全部样本)方式和抽样方式。常用的方式有问卷法、访谈法和实地调查法。

(三) 调查内容

社区康复调查的内容包括社区状况基线调查、社区康复相关者调查和社区康复资源调查等。

三、习题

(一) 名词解释

社区康复调查

(二) 选择题

【A1 型题】

1. 社区康复调查功能,除包括收集资料、传播知识或信息、鼓励社区参与、发现残疾人领袖外,还包括
   A. 与社区建立关系　　　　　　　　　B. 与残疾人建立关系
   C. 与康复中心建立关系　　　　　　　D. 与民政系统建立关系
   E. 与残联建立关系

2. 社区康复调查的两种方式是
   A. 统计报表制度和典型调查　　　　　B. 普查和抽样
   C. 普查和重点调查　　　　　　　　　D. 统计报表制度和抽样调查
   E. 抽样和重点调查

3. 不依赖定量资料的收集和分析,而是通过参与观察或非参与观察,以书面的形式定性描述现象、行为或结果,这种调查方法是属于
   A. 问卷法　　B. 访谈法　　C. 实地调查法　　D. 汇报　　E. 座谈

4. 社区状况基线调查是收集和确定与残疾人及其生活情况相关的社区基本事实及数据,常用于残疾人状况
   A. 摸底调查　　B. 普查　　C. 抽样　　D. 重点调查　　E. 典型调查

5. 社区康复硬件资源调查内容**不包括**
   A. 学校康复设备　　　　　　　　　　B. 学校文化娱乐设施设备
   C. 社区康复中心康复设备设施　　　　D. 社区康复中心文化娱乐设施设备
   E. 社区文化娱乐设施

【B 型题】

(6~8 题共用备选答案)
   A. 残疾类型
   B. 职业
   C. 残疾人
   D. 就业政策
   E. 无障碍政策

6. 人口状况的调查包括如残疾人的数量、年龄、性别以及

7. 社区康复相关者调查包括各级政府、卫生、教育、就业、民政、劳动、财政、残联等部门以及

8. 社区政策资源调查包括残疾人保障政策、教育政策、康复政策以及

【X 型题】

1. 社区康复评估的常用方法包括
   A. 数据调查   B. 资料查阅   C. 个案访谈
   D. 焦点小组讨论   E. 实地调查与观察

2. 社区康复评估的步骤包括
   A. 评估目的   B. 收集信息   C. 分析数据
   D. 得出结论   E. 撰写报告与成果分享

3. 社区康复调查常用的方式有
   A. 问卷法   B. 座谈   C. 访谈法   D. 汇报   E. 实地调查

4. 社区政策资源情况调查内容包括
   A. 残疾人保障政策   B. 康复政策   C. 教育政策
   D. 就业政策   E. 社会参与政策

5. 残疾人社会支持网络资源情况调查内容包括
   A. 其家人   B. 亲友邻里   C. 专业工作人员
   D. 志愿者   E. 互助组

6. 社区康复无障碍调查内容包括
   A. 社会文化参与无障碍   B. 公共环境无障碍   C. 居家环境无障碍
   D. 就业环境无障碍   E. 医疗环境无障碍

7. 调查资料的整理方式包括
   A. 列表   B. 归类
   C. 电子计算机统计处理   D. 统计学分析
   E. 书面文字描述

8. 社区康复调查内容主要包括
   A. 社区康复政策   B. 社区康复服务   C. 对残疾人的态度
   D. 对社区康复项目的参与   E. 社区康复项目的影响

（三）问答题

1. 社区康复调查的内容可以概括为哪些？
2. 社区康复调查的目的有哪些？

四、参考答案

（一）名词解释

社区康复调查：属于社区研究范畴，可以采用定量或定性的方式，按照一定的程序，对一定规模的社区康复资料样本进行调查分析。

（二）选择题

【A1 型题】

1. A   2. B   3. C   4. A   5. E

【B 型题】

6. A   7. C   8. D

【X 型题】

1. ABCDE   2. ABCDE   3. ACE   4. ABCDE   5. ABCDE   6. ABCDE   7. ABCE

8. ABCE

（三）问答题

1. 社区康复调查的内容可以概括为哪些？

答：(1) 社区状况基线调查包括人口状况、生活情况、卫生情况、教育情况、经济状况、政府政策以及文化、宗教和地理和气候等。

(2) 社区康复相关者调查包括对各级相关政府部门；残疾人及其家庭成员、亲友邻居；专业团体、非政府社会服务团体、志愿者团体等的调查，了解社区康复政策、社区康复服务、对残疾人的态度、对社区康复项目的参与程度、社区康复项目的影响等内容。

(3) 社区康复资源调查包括社区政策资源、残疾人社会支持网络资源、社区康复无障碍调查及社区康复其他资源调查等内容。

2. 社区康复调查的目的有哪些？

答：(1) 有系统地收集相关资料数据，发现社区康复的需要，为未来社区康复规划做准备。

(2) 通过社区康复调查，介入社区，建立工作关系。

(3) 在社区康复调查过程中，传播、倡导社区康复理念和知识。

(4) 协助解决社区康复问题和发展社区康复行动的一种途径。

(5) 发现残疾人领袖、招募志愿者和动员社区参与的一种方法。

(6) 评估社区康复项目成效的一种方法。

（何静杰）

第三章
社区康复评定

一、学习目标

1. **掌握** 社区康复评定的目的、特点,身体功能评定,社会生活能力评定,社会生活能力评定意义,社会生活能力评定方法,社会参与能力评定以及生活环境评定的目的与方法,家居、工作环境评定内容。

2. **熟悉** 日常生活活动能力评定方法,生活质量评定的原则及内容,社区环境的评定。

3. **了解** 身体功能。

二、重点和难点内容

(一)概述

1. 社区康复评定的目的

(1)确定患者的问题和拟定治疗目标。

(2)明确医院康复效果、拟定社区康复治疗方案。

(3)比较治疗方案的优劣。

(4)进行预后评估。

2. 社区康复评定的特点

(1)遵循全面康复的原则。

(2)以改善功能,提高生活质量和社会参与能力为核心。

(3)坚持中西医结合特色。

(4)为患者回归家庭或社会提供指导。

(5)坚持因地制宜的方针。

(二)身体功能评定

1. 肌力评定。

2. 肌张力评定。

3. 关节活动范围的评定。

4. 平衡能力评定

5. 躯体异常运动的评定 常见肢体痉挛性运动、手足徐动、共济失调等。

6. 步态分析。

7. 心理功能评定 包括认知功能、智力测验、痴呆筛查、情绪状态、思维能力评定。

(三)社会生活能力评定

1. 社会生活能力的定义 社会生活能力,是指一个人在社会生活中生存、创造和发展的能力,或者说是获得并支配人类所创造的一切物质财富和精神财富的能力。物质财富是通过物质生活来体现的,通常包括衣、食、住、行等方面;精神财富是通过精神生活来体现的,主要以看、听、说、写、表情、行为举止等来表达。在社区生活中的"能力",则包括个人角色的表现能力和社会交往的生活能力两个方面。

2. 社会生活能力的内涵 社会生活能力包括基本生活能力、环境适应能力和对社会生活的意识。

3. 社会生活能力评定的意义 残疾表现为功能上不同程度的缺陷,残疾的评定也就是对功能的评定。其中社会生活能力的评定与残疾程度、具体残疾类型的评定明显不同,它侧重于病伤残者参与家庭生活和社会生活的能力,包括对生活的愿望与信心。社会生活能力评定,要以病伤残者身心健康与障碍的客观存在为基础;同时,对病伤残者进行社会生活能力评定,也必须遵循实用性、综合性、动态性、可靠性、规范性和法规性等原则。

4. 社会生活能力评定的方法

(1)日常生活活动能力评定:主要包括功能独立性评定(functional independent measurement,FIM)、Barthel 指数和社会功能活动问卷(functional activities questionnaire,FAQ)

(2)社会功能缺陷筛选。

(3)生活质量评定:生活质量评定的原则、内容、方法和注意事项。

(四)社会参与能力的评定

1. 社会参与能力评定的目的和意义 家庭生活、社会角色与交往、就业、参与各种社会活动的能力是社会参与能力的主要表现形式。通过对患者社会参与能力的评定,可以根据具体情况,制订适宜的康复计划,对其进行各种社会参与活动的适应性训练、技巧培养等,为患者最大限度地尽快参与社会活动提供科学的依据。

2. 社会参与能力评定的内容

(1)家庭生活能力:家庭生活能力是社会参与能力的基础,其主要表现在日常生活活动能力,处理日常事务的能力,如购物、学习、处理家务、与家庭成员间关系的处理等能力,心理上承受各种压力的能力等。对家庭生活能力的评定后,可以依据评定结果,遵循循序渐进的原则,量体裁衣,结合个人兴趣等设定一些模拟场景进行训练,逐步提高其家庭生活能力,以达到促进社会参与能力的提高。

(2)社会角色与交往:社会角色也称为社会职能,是指一个人作为社会上某一类人物所应有的表现和行为,这些表现和行为符合社会对于这一类人物相应的期望或应有的规范。一个人的社会角色具有多样性和可变性,即一个人在社会生活中一般来说同时具有几个角色。

社会交往是人与人之间的联系和相互影响的关系,包括自己与别人接触,同别人一起与社会有关方面接触,参与各种社会活动等。这种生活交往是人们社会生活的重要方面。

(五)生活环境评定

1. 生活环境评定的目的

(1)了解残疾者在家庭、社区以及工作环境中的功能水平,安全性以及舒适和方便程度。

(2)找出影响功能活动的环境障碍因素。

(3)针对不同的环境障碍,为患者、家属、雇主甚至有关部门提供符合实际的解决方案。

(4)评定患者是否需要使用适应性辅助用具或设备。

(5)协助患者和家属为出院做准备。

2. 生活环境评定的方法 包括问卷调查、实地考察等。

3. 家居环境的评定 包括住宅的外部结构和内部结构。

4. 工作环境评定

（1）工作环境评定内容　工作分析,人体工程学分析,提出和制订减少或消除危险因素、优化和提高功能水平的计划。

（2）工作外环境评定　包括:①停车场与工作地点之间的距离;②停车场有无残疾人专用停车位及其标志;③残疾人停车位面积是否足以进行轮椅转移;④残疾人停车位是否便于停放和进出;⑤残疾人专用停车位数量;⑥停车场与路沿之间,有无斜坡以便于过渡;⑦建筑物入口,有无供轮椅使用者专用的无障碍通道及入口引导标志。

（3）工作所需的躯体功能水平评定。

（4）工作区评定。

（5）公共设施与场所评定。

5. 社区环境的评定　社区环境,包括社区资源和社区服务。

三、习题

（一）名词解释
1. 社会生活能力
2. 社会角色

（二）填空题
1. 关节活动范围评定分为＿＿＿＿＿和＿＿＿＿＿两大类。
2. 国际功能、残疾与健康分类 ICF 从功能、残疾、健康的角度,评估＿＿＿＿＿,＿＿＿＿＿,＿＿＿＿＿和＿＿＿＿＿,＿＿＿＿＿以及＿＿＿＿＿。

（三）选择题

【A1 型题】

1. 身体功能评定包括
   A. 肌力、躯体主要关节活动范围的评定　　　B. 环境适应能力评定
   C. 日常生活活动能力评定　　　D. 功能独立性评定
   E. 家庭生活能力评定

2. 生活质量评定内容包括
   A. 肌力、耐力的评定
   B. 精细协调功能评定
   C. 代偿能力评定
   D. 步行功能评定
   E. 个人生活满意度、精神状态、心理活动和承受能力

3. 社会生活能力的内涵**不包括**
   A. 心理状态、心理特征　　　B. 生活基本技巧　　　C. 环境适应能力
   D. 社会生活的意识　　　E. 交往能力

4. 工作环境评定内容**不包括**
   A. 工作区评定　　　B. 公共设施与场所评定　　　C. 人体工程学分析
   D. 环境适应能力评定　　　E. 工作所需的躯体功能水平

【A2 型题】

5. 患者男性,57 岁,脑梗死 20 天,左侧偏瘫,左上下肢 Brunnstrom 三级,能正确对答,可以自

已进食,无二便失禁,穿衣、修饰、如厕、洗澡均需他人帮助,可以独立进行床到轮椅的移乘,可驱动轮椅在室内活动,上下楼不能,该患者的 Barthel 指数评分为

A. 50　　　　　B. 60　　　　　C. 65　　　　　D. 70　　　　　E. 80

6. 患者女性,45 岁,右肘关节骨折术后 46 天,右肘关节主动关节活动度 45° 被动关节活动度 65°,提示该患者存在的问题是

A. 关节异常　　　　　B. 肌肉耐力下降　　　　　C. 肌肉协调性障碍

D. 肌力下降　　　　　E. 结缔组织异常

【B 型题】

(7~10 题共用备选答案)

A. 2

B. 35

C. 126

D. 3

E. 18

7. ADL 自理程度判定标准中床上自理水平的得分是

8. 社会功能活动问卷 FAQ 评分标准中需要他人帮助才能完成的得分是

9. 社会功能缺陷筛选的评分标准分多少级

10. 功能独立性评定量表 FIM 的判定标准中完全依赖的得分是

【X 型题】

1. 社区环境的评定内容包括

A. 残疾者能否利用交通工具

B. 社区各种服务设施入口是否有无障碍通道

C. 走廊的宽度

D. 残疾人是否能进入并使用洗手间

E. 能否使用公用电话

2. 生活环境评定的特点

A. 采用问卷调查的方式,了解患者在将要回归的生活或工作环境中,可能会遇到的情况,了解有哪些环境障碍(建筑结构或设施)会阻碍患者活动

B. 实地考察患者在实际环境中进行各种活动的表现

C. 如果患者出院后面临的问题比较复杂,治疗师对患者的居住生活环境可以忽略

D. 通常首先对患者及家属做问卷调查

E. 患者能否正常进行社会公益活动是生活环境评定的主要目的

3. 生活质量评定的方法包括

A. 数量估算法　　　　　B. 统计分析法　　　　　C. 配对比较法

D. 目测或图示类比分级法　　　　　E. 分类评分法

(四)问答题

1. 社区康复评定的目的是什么?

2. 社会生活能力评定的意义是什么?

3. 生活环境评定的目的是什么?

四、参考答案

（一）名词解释

1. **社会生活能力**：是指一个人在社会生活中生存、创造和发展的能力,或者说是获得并支配人类所创造的一切物质财富和精神财富的能力。在社区生活中的"能力",则包括个人角色的表现能力和社会交往的生活能力两个方面。

2. **社会角色**：也称为社会职能,是指一个人作为社会上某一类人物所应有的表现和行为,这些表现和行为符合社会对于这一类人物相应的期望或应有的规范。一个人的社会角色具有多样性和可变性,即一个人在社会生活中一般来说同时具有几个角色。

（二）填空题

1. 主动关节活动度(AROM)　被动关节活动度(PROM)

2. 身体结构　身体功能　活动　参与　环境因素　个人因素

（三）选择题

【A1 型题】

1. A　2. E　3. A　4. D

【A2 型题】

5. B　6. D

【B 型题】

7. B　8. A　9. D　10. E

【X 型题】

1. ABCDE　2. ABD　3. ACDE

（四）问答题

1. **社区康复评定的目的是什么?**

答:(1) 确定患者的问题和拟定治疗目标:明确康复患者的功能障碍情况、程度、医疗康复介入情况及康复进展、社区康复目标、需何种治疗等。

(2) 明确医院康复效果、拟定社区康复治疗方案:社区功能障碍患者的病伤残障多数不可逆,其功能只能改善而不能恢复正常。治疗一阶段后必须对治疗方案的效果予以客观定量的评定,确定或修订原治疗方案,或另订治疗措施。

(3) 比较治疗方案的优劣:科学、合理的治疗方案必须有明确的标准,包括组内、组间的可信度、有效性、灵敏性、统一性评判。

(4) 进行预后评估:预后的评估可以给患者及家属以心理准备,也可作为治疗计划的依据。

2. **社会生活能力评定的意义是什么?**

答:残疾表现为功能上不同程度的缺陷,残疾的评定也就是对功能的评定。其中社会生活能力的评定与残疾程度、具体残疾类型的评定明显不同,它侧重于病伤残者参与家庭生活和社会生活的能力,包括对生活的愿望与信心。社会生活能力评定,要以病伤残者身心健康与障碍的客观存在为基础;同时,对病伤残者进行社会生活能力评定,也必须遵循实用性、综合性、动态性、可靠性、规范性和法规性等原则。

3. **生活环境评定的目的是什么?**

答:(1) 了解残疾者在家庭、社区以及工作环境中的功能水平,安全性以及舒适和方便程度。

（2）找出影响功能活动的环境障碍因素。

（3）针对不同的环境障碍,为患者、家属、雇主甚至有关部门提供符合实际的解决方案。

（4）评定患者是否需要使用适应性辅助用具或设备。

（5）协助患者和家属为出院做准备。

（商晓英）

第四章
神经系统疾病的社区康复

第一节　脑卒中的康复

一、学习目标

1. **掌握**　脑卒中的定义、脑卒中的康复评定和康复治疗,物理治疗、作业治疗、言语治疗、吞咽技术、康复工程在脑卒中社区康复的应用。

2. **熟悉**　脑卒中患者的功能障碍及常见并发症、脑卒中的康复目标,心理康复、教育康复以及环境的改造。

3. **了解**　转介服务和康复预防的内容。

二、重点和难点内容

1. **脑卒中(stroke)**　包括脑梗死、脑出血和蛛网膜下腔出血。脑卒中是指一组起病急骤的脑部血液循环障碍,常伴有神经系统局限性功能改变;是神经系统的多发病和常见病,主要病理类型为脑梗死、脑出血和蛛网膜下腔出血,可单独或混合存在,亦可反复发作。脑卒中大多数发生在中老年人。

2. **讲解脑卒中患者的功能障碍及常见并发症**　见《社区康复学》图4-1。

3. **社区康复的总目标**　是利用现有的社区资源,根据患者的意愿,在充分评估的基础上,采用全面康复的有效措施,以确保患者和其家人在健康促进、预防、医疗保健、康复和辅助器具方面的需求得到满足,争取患者达到生活自理、回归社会,并为赋能做出贡献。

4. **康复评定**　通常应包括一般情况(年龄、性别、失能的部位、病程、受教育的程度、经济状况、医疗保障等)评定、患者失能状况的评定、心理评定、家庭和社区的环境评定、患者的康复预后。

5. **脑卒中偏瘫后手功能恢复的预测和步行恢复预测法**

6. **适于社区及家庭康复训练患者应具备的条件**　①全身情况较好,安静状态下脉率低于120次/分,收缩压低于20kPa(150mmHg),舒张压低于12kPa(90mmHg);②无心慌、气短、嘴唇发绀、下肢水肿、心前区疼痛;③能理解指导人员或家属说的话,并能按指导人员或家人的指导行动;④有康复欲望,能控制自己的情绪,无认知方面的障碍。

7. 社区和家庭康复训练的基本技术

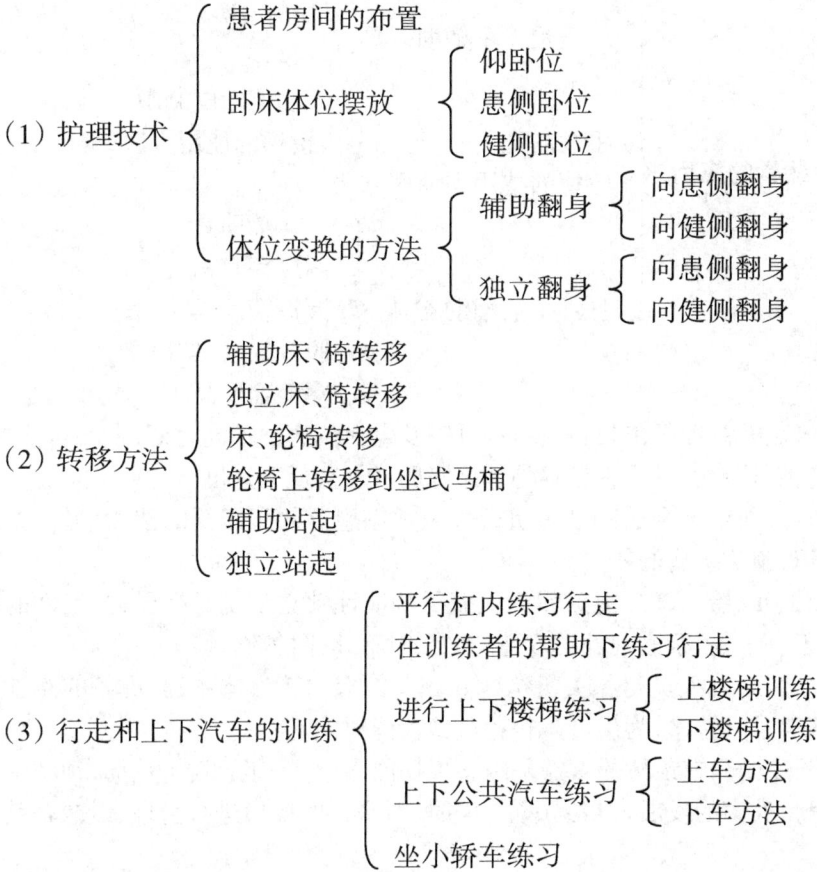

（1）护理技术
- 患者房间的布置
- 卧床体位摆放
  - 仰卧位
  - 患侧卧位
  - 健侧卧位
- 体位变换的方法
  - 辅助翻身
    - 向患侧翻身
    - 向健侧翻身
  - 独立翻身
    - 向患侧翻身
    - 向健侧翻身

（2）转移方法
- 辅助床、椅转移
- 独立床、椅转移
- 床、轮椅转移
- 轮椅上转移到坐式马桶
- 辅助站起
- 独立站起

（3）行走和上下汽车的训练
- 平行杠内练习行走
- 在训练者的帮助下练习行走
- 进行上下楼梯练习
  - 上楼梯训练
  - 下楼梯训练
- 上下公共汽车练习
  - 上车方法
  - 下车方法
- 坐小轿车练习

（4）日常生活自理能力的训练：穿、脱上衣，穿、脱套头衫，穿裤子，穿袜子，穿鞋子，系鞋带，系领带／戴胸罩，洗脸、刷牙和洗手，剪指甲、洗澡，开启瓶盖、罐头盖，开启伞，借助自助具进食，练习写字。

（5）瘫痪侧面部的训练

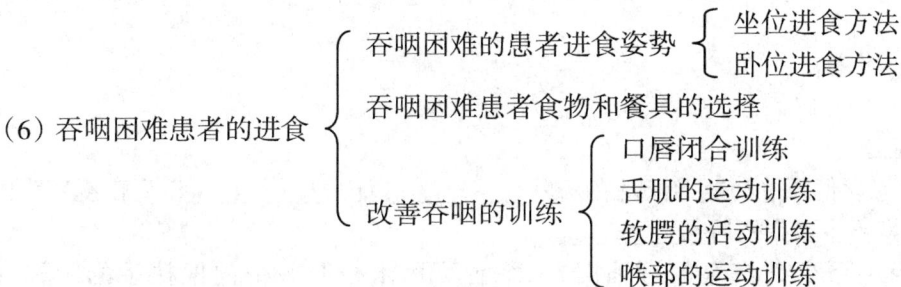

（6）吞咽困难患者的进食
- 吞咽困难的患者进食姿势
  - 坐位进食方法
  - 卧位进食方法
- 吞咽困难患者食物和餐具的选择
- 改善吞咽的训练
  - 口唇闭合训练
  - 舌肌的运动训练
  - 软腭的活动训练
  - 喉部的运动训练

（7）言语障碍的训练

（8）肌内效贴的应用

8. 开展社区和家庭康复训练应注意事项

9. **矫形器和辅助器具的应用**
- 矫正足下垂辅助器具
  - 绷带
  - 足吊带
  - 足托
  - 功能性电刺激
- 手杖的选用、步行和上下楼梯的使用方法
- 轮椅的选用和使用方法
- 日常生活辅助器具
  - 穿袜辅助具
  - 两用穿衣钩
  - 穿裤辅助具
  - 脱鞋辅助具
  - 穿鞋辅助具

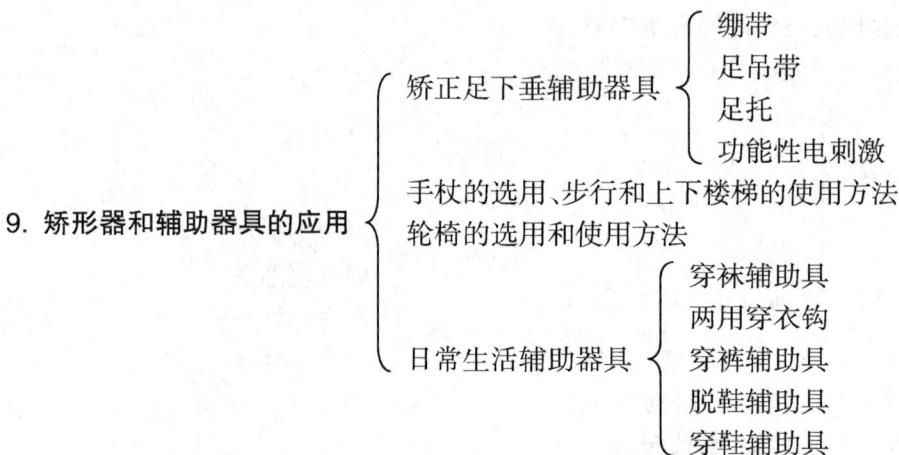

10. **心理康复** 脑卒中患者存在的心理问题可以发生在疾病的不同时期,主要包括抑郁、焦虑、恐惧和悲观情绪,而且患病以后患者容易情感脆弱、敏感,反应过度。

11. **教育康复** 一方面给予合适的学习机会以及他们想要的和需要的技能;另一方面积极宣传疾病的预防知识,预防疾病的复发。

12. **环境改造** 对于改善一个功能障碍的人获得功能性独立来说是必要的,硬件的改造可以从两个层面来改善。一是,家庭内部的改造;二是,社区水平的改造。

13. **转介服务** 社区康复人员与相关机构建立完善的双向转诊体系,当患者的需求发生变化时,以利于患者获得及时转诊,为患者赢得抢救或治疗时间。

14. **康复预防** 医疗保健中预防的重点是阻止疾病的发生(一级预防),然而,预防也包括早期发现和治疗,以阻止疾病的发展(二级预防),同时,对现存的疾病进行管理,以减轻其造成的后果(三级预防)。

15. **社区开展预防的目的** 将易感人群和患者被接纳并参与到基础预防活动当中去,使患者及其家人得到预防疾病方面的健康信息和服务,通过改善和维持健康的行为和生活方式,减少患者及其家人患病的风险。

三、习题

(一)名词解释
脑卒中

(二)填空题
1. 大部分患者偏瘫手功能的恢复在病后_____以内,_____以后恢复较为困难;而步行能力的恢复主要在病后_____。

2. 在进行上下公共汽车的练习时,训练者可用木板制一带门框扶手的阶梯,门宽_____,第一台阶高_____,第二台阶高_____,以供练习。

(三)选择题
【A1 型题】
1. 世界脑卒中宣传日定在每年的
    A. 10 月 20 日　　　　B. 10 月 25 日　　　　C. 10 月 29 日
    D. 11 月 1 日　　　　E. 12 月 29 日
2. 脑卒中患者发病初期即可完成仰卧位作患侧直腿抬高,将来步行恢复的可能性最大的是

A. 独立步行   B. 辅助下步行   C. 可以步行

D. 不能步行   E. 无法预测

3. 偏瘫患者社区和家庭康复训练技术中**不正确**的方法是

A. 家属及护理人员应该在患侧照料患者,帮助其洗漱或喂饭

B. 患者从床上坐到轮椅上时,家属应先把轮椅置于患者健侧,轮椅与床成 30°~45° 夹角,关好刹掣

C. 患者上楼梯训练时,应先用健侧手扶持扶手,并将重心转移到健侧腿上,然后患侧足迈上台阶

D. 穿衣时宜先穿患肢,脱衣时宜先脱健肢

E. 家属可以用冰块或用电动牙刷背面刺激患者的口唇和颊部,从侧面向中间运动

4. 脑卒中患者患侧卧位的**不正确**姿势是

A. 掌面向上   B. 肘伸直   C. 前臂旋后

D. 患肩后缩   E. 膝关节稍屈曲

5. 脑卒中偏瘫后,患者手指能在发病后 1 个月之内完成全关节活动范围协调的屈伸,对患者手功能恢复的预测是

A. 几乎可以全部恢复为实用手

B. 大部分恢复为实用手,小部分为辅助手

C. 小部分恢复为辅助手,多数为废用手

D. 多为废用手

E. 无法预测

6. 脑卒中患者的二级预防正确的是

A. 每年至少测量血压一次

B. 监测血脂

C. 减少钠与脂肪的摄入

D. 进行有规律的体育锻炼

E. 早期发现、早期治疗

7. 适用于偏瘫患者平衡能力评定的方法是

A. Berg 量表评定   B. Barthel 指数评定   C. Brunnstrom 评定

D. 改良 Ashworth 评定   E. VAS 评定

8. 采用肌内效贴放松偏瘫患者小腿三头肌,其锚的正确位置是

A. 足跟部   B. 股骨内上髁   C. 小腿中下段外侧

D. 跗跖关节   E. 跖骨

【A2 型题】

9. 患者男性,45 岁。左侧大脑中动脉血栓形成,遗留右侧半身瘫痪,经综合医院治疗 3 个月后,现患者左上肢可抬起至桌面,踝关节背屈不能,可独立站立,一人辅助下患者可缓慢步行 30 米,患者要求出院回家,回归社区。有关社区康复治疗措施**不正确**的是

A. 对家庭环境进行改造,使其更方便患者的日常生活

B. 给患者制订高强度的锻炼计划,使其尽早恢复肢体功能

C. 重点干预,定期随访治疗

D. 根据患者兴趣爱好,鼓励参加社区文体活动

E. 成立社区自助小组,积极宣传疾病的预防知识

10. 患者男性,52岁。家中用力排便时起病,剧烈头痛,呕吐,短暂意识昏迷。家属针对目前状况正确的处理方法是

    A. 将患者搬上床休息,给患者喂水,打120急救

    B. 为争取时间,自行扛起患者就往医院运送

    C. 把患者扶直坐起,解开患者领口纽扣、领带,保证其呼吸通畅

    D. 给患者服用止痛剂后,将患者运送至最近的医院

    E. 立即打电话给急救中心或者医院寻求帮助,询问并听从医生指导进行处理

【B型题】

(11~13题共用备选答案)

    A. 10%~20%

    B. 20%~30%

    C. 35%~45%

    D. 45%~55%

    E. 55%~65%

11. 脑卒中病后1个月偏瘫患者,可主动直腿抬高,恢复辅助下步行的可能性是

12. 脑卒中病后1个月偏瘫患者,可空中屈伸膝,恢复辅助下步行的可能性是

13. 脑卒中病后1个月偏瘫患者,可保持立膝,恢复辅助下步行的可能性是

(14~15题共用备选答案)

    A. <150ml

    B. <200ml

    C. <250ml

    D. <300ml

    E. <350ml

14. 如果患者无禁忌饮酒的疾患,每日可饮用多少葡萄酒,可能有助于降低卒中危险

15. 如果患者无禁忌饮酒的疾患,每日可饮用多少啤酒,可能有助于降低卒中危险

【X型题】

1. 脑卒中后偏瘫患者适于社区及家庭康复训练应具备的条件是

    A. 全身情况较好,安静状态下血压低于150/90mmHg

    B. 可在家人监护下实现社区内步行

    C. 能理解指导人员或家属说的话,并能按指导人员或家人的指导行动

    D. 有康复欲望,能控制自己的情绪,无认知方面的障碍

    E. 无心慌、气短、嘴唇发绀、下肢水肿、心前区疼痛

2. 吞咽困难患者食物和餐具的选择

    A. 开始时,应选择的食物密度均一

    B. 开始时,应选择的食物应是流质

    C. 开始时,应选择的食物应有适当黏性

    D. 开始时,大的勺子做餐具比较合适

    E. 进食时,一般先以少量试之

3. 脑卒中患者需要及时转诊的情况是

A. 突然发生的眩晕

B. 突然感到一侧脸部或手脚麻木

C. 失眠

D. 突然一侧肢体无力

E. 突然出现一时性视物不清

(四)问答题

1. 简述偏瘫患者正确的健侧卧位。

2. 简述偏瘫患者利用手杖上下楼梯的方法。

四、参考答案

(一)名词解释

脑卒中:包括脑梗死、脑出血和蛛网膜下腔出血,是指一组起病急骤的脑部血液循环障碍,常伴有神经系统局限性功能改变。

(二)填空题

1. 3个月 3个月 6个月

2. 70cm 33.5cm 22cm

(三)选择题

【A1 型题】

1. C 2. C 3. C 4. D 5. B 6. E 7. A 8. A

【A2 型题】

9. B 10. E

【B 型题】

11. C 12. B 13. E 14. A 15. E

【X 型题】

1. ABCDE 2. ACE 3. ABDE

(四)问答题

1. 简述偏瘫患者正确的健侧卧位。

答:正确的健侧卧位是:健侧卧位时,头仍由枕头支持,以确保患者舒适。躯干与床面保持直角,不要向前成半卧位;患侧上肢由枕头在前面垫起,上举约100°;患侧下肢向前屈髋、屈膝,并完全由枕头垫起,足不能悬在枕头边缘;健侧肢体放在床上,取舒适位置。

2. 简述偏瘫患者利用手杖上下楼梯的方法。

答:(1)上楼梯方法:健侧手持杖,重心向患侧腿转移,手杖和健侧足先放在上一级台阶上,伸直健侧腿,患侧腿膝屈曲迈上台阶。注意患侧骨盆不要上抬。

(2)下楼梯方法:健侧手持杖,重心向健侧腿转移,手杖和患侧足先放在下一阶台阶上;重心向患侧腿转移,健侧腿迈下台阶。患侧足迈下时注意防止患侧腿内收。

(王 刚)

第二节 颅脑损伤的康复

一、学习目标

1. **掌握** 颅脑损伤的概念、功能障碍、康复评定内容。
2. **熟悉** 颅脑损伤的康复目标及康复评定。
3. **了解** 颅脑损伤患者的转介服务。

二、重点和难点内容

(一) 概述

颅脑损伤(traumatic brain injury,TBI)多见于交通事故、自然灾害、爆炸、火器伤、坠落跌倒以及各种锐器、钝器对头部的伤害;常与身体其他部位的损伤复合存在。颅脑损伤可分为头皮损伤、颅骨损伤和脑损伤,三者皆可单独发生,但必须警惕其合并存在。在我国颅脑损伤的发病率为每年 55.4/ 万人,患病率为 783.3/10 万人,男女比例为 2：1。颅脑损伤占全身各处损伤的 10%~20%,仅次于四肢伤,但病死率居首位。其中重症颅脑损伤患者死亡率 >20%,致残率 >50%。美国每年有 170 万人颅脑损伤患者,TBI 占伤害相关死亡率的 30.5%。世界卫生组织预计 2020 年颅脑损伤将成为致残主要原因。颅脑损伤后所造成的功能障碍及常见并发症见图 4-2。

颅脑损伤的预后取决于自身损伤的严重程度,对治疗时机的把握以及处置水平。早期的康复介入在一定程度上对患者有很大帮助。

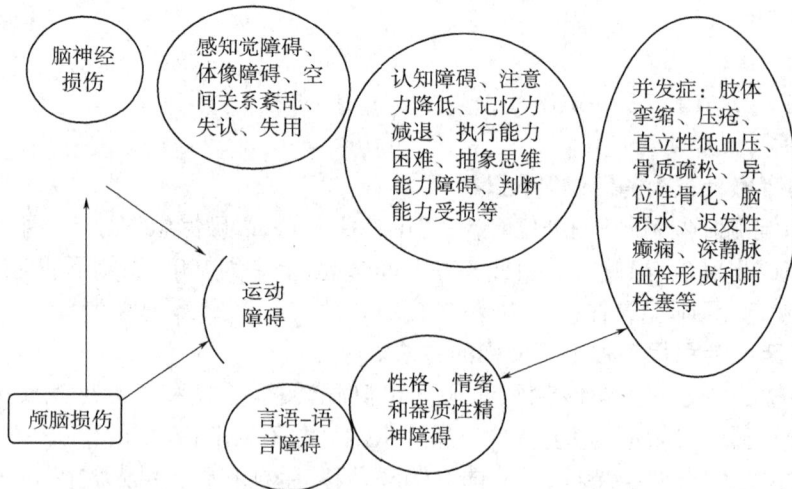

图 4-2 颅脑损伤后的功能障碍及常见并发症

(二) 康复目标

颅脑损伤分为闭合性和开放性损伤两大类,患者颅脑损伤程度不一,其预后、遗留的功能障碍以及大脑功能缺损症状也不尽相同,因而制订出个性化康复治疗计划显得尤为重要。

不论脑的损伤程度如何,大脑始终是学习的重要器官,故而针对自知恢复、认知、学习能力恢复始终是患者康复治疗的重要内容。

颅脑损伤总的康复目标：最大限度地恢复患者感觉、运动、生活自理功能、认知功能、言语交流功能和社会生活功能的能力。

（三）康复评定

轻型颅脑损伤的患者可在短期内恢复正常，而中、重型颅脑损伤患者遗留的功能障碍各不相同。患者在出院前应该进行全面的康复评定，内容包括一般情况评定、患者功能状况的评定、心理评定、家庭和社区的环境评定、家居环境评定等。

1. **一般情况的评定** 可采用社区残疾人调查表，见《社区康复学》第二章第三节。

2. **全身状况的评定** 如：年龄、体质、全身状况、并发症及主要脏器功能状况等。

3. **功能状况的评定**

（1）意识障碍的评定：国内普遍采用国际上通用的格拉斯哥昏迷量表来评定急性损伤患者的意识情况。GCS 总分为 15 分，根据 GCS 计分和昏迷时间长短分为轻度、中度、重度脑损伤，详见《康复功能评定学》相关章节。全面无反应量表（full outline of unresponsiveness，FOUR）和改良后昏迷恢复量表（the coma recovery scale-revised，CRS-R）。FOUR 总分 16 分，越低意识障碍程度越深，FOUR 作为 GCS 的辅助评定量表，优势在于很好地鉴别闭锁综合征。CRS-R 为目前区分无反应综合征与微弱意识状态的最佳量表。

（2）运动功能的评定：采用 Brunnstrom 法，见《康复功能评定学》相关章节，该方法可全面评定瘫痪侧上、下肢及手功能状况。

（3）日常生活能力评定：可采用修订的 Barthel 指数评定量表，IADL 评定量表，以了解患者的日常生活能力。

（4）认知障碍评定：包括注意力、记忆力、动作开始、终止能力、判断能力、执行能力和抽象思维能力等的评估，详见《康复功能评定学》相关章节。

（5）言语交流和吞咽功能评定：详见《社区康复学》第九章第三节和《康复功能评定学》相关章节。

4. **性格、情绪和器质性精神障碍评定** 详见《康复功能评定学》相关章节。

5. **社会心理障碍评定** 患者在回归社区或家庭后，对其自身观念、独立生活状况以及社会角色等方面进行评估。

6. **社区环境、家居环境及支持者状况评定** 患者在社区或家庭康复治疗时间长，面临种种困难，不但要重新适应新环境，而且家庭成员、陪护等各方面支持者的态度会对患者产生影响。详见《社区康复学》第二章和第三章。

7. **康复预后的评定** 中、重型颅脑损伤的患者可出现多方面的失能状况，目前我国多采用格拉斯哥结局量表（GOS），也可通过以下参数来预测其预后，如表 4-1 所示。

表 4-1 颅脑损伤的预后预测

项目	较差	较好
GCS	<7 分	>7 分
CT	颅内出血（大量）、两侧半球水肿	正常
年龄	年老	年轻
瞳孔对光反射	瞳孔散大	灵敏

续表

项目	较差	较好
DOLL 眼征	受损	完整
冰水热量试验	眼不偏离	眼偏向刺激侧
对刺激的运动反应	去大脑强直	局部反应
体感诱发电位	缺失	正常
损伤后健忘持续时间	>2 周	<2 周

（四）康复治疗

1. 开展社区和家庭康复训练的形式 出院后患者是以何种形式维持康复治疗,取决于患者及家庭以及社区康复条件的因素,但社区康复治疗人员应对患者一般情况、康复治疗开展情况、病情转归进行定期随访。

2. 适应社区及家庭康复训练患者应具备的条件

（1）患者能达到一定的认知水平,听理解能力基本正常,情绪基本稳定。

（2）全身情况基本良好,病情稳定,心肺功能基本正常。

（3）无严重的并发症,比如肺部感染、泌尿系统感染等。

3. 社区和家庭康复训练的适宜技术

（1）言语、吞咽障碍以及运动功能康复:可参照《社区康复学》第四章第一节和第九章第三节。

（2）认知障碍的康复治疗:认知障碍的表现是多方面的,下面主要介绍在社区条件下注意、记忆和思维障碍的康复治疗。

1）注意障碍的康复治疗

A. 兴趣法:在日常生活中关注患者的兴趣所在,比如拼图、积木堆砌游戏等,从简单到复杂图形,从一层积木到楼房、高层皇宫建造等,逐步提高患者自我设计、自我完成的难度。

B. 示范法:根据患者四肢功能恢复的情况,由治疗者示范,比如体操活动、舞蹈动作等,一方面用语言指导,另外也可以播放轻音乐加以声音刺激。

C. 奖赏法:在注意力训练中充分利用语言赞赏的功能,适当予以物质刺激方法。例如患者完成任务较好,及时加以表扬,也可以发放一点零食等加以褒奖。

D. 电话交谈:利用电话或手机等通讯工具让亲人或朋友与患者通电话,可以谈及患者之前的爱好、回忆患者之前经历的特殊事件,也可以谈及时事等等。

E. 猜测游戏:取三个硬质纸筒,分别立于桌子上,然后分别拿出钢笔、铅笔、圆珠笔等置于三个纸筒内,要患者指出纸筒内放的何种笔,然后治疗者以一定的速度挪动纸筒,在患者注视下变换位置,再由患者指出正确的位置,也可以放置其他不同的物品用以训练。

F. 删除作业:在纸张上打印或写下一行或数行数字或者字母,然后要求患者删除掉指定的数字或字母,依此逐步增加难度。

G. 时间感:给患者秒表,先让患者体会 10 秒的时间长短概念,然后在 10 秒、20 秒、30 秒的时间段分别按下秒表,以观察患者的时间误差,达到一定准确度后再逐渐将时间延长至 1 分钟或更长时间。

H. 数目顺序:用卡片写下两个或更多的数字,依次将数字展示给患者看,让患者记住,然后要患者说出数字的正确顺序,也可以将不同的图片做顺序训练。

2）记忆障碍的康复治疗

A. 环境适应:患者重返家庭后,将家庭环境划分为生活区、训练区、休闲区等几个区域,相关的物品让患者摆放在不同区域内,也可以在家里醒目的位置将经常使用的物品的名称标记出来。

B. 记事本:让患者随身带上记事本和笔,对每天训练的内容、训练时间都可以记在记事本上,对次日的训练内容、时间安排也可以让患者先预订好,随时都可抽查,如果利用电子记事本,还可以充分利用其特殊功能,比如设置事件呼叫提醒功能等。

C. 活动日程表:将患者的起居安排,训练内容安排贴在门后或者各个功能区的区域都贴上,以加强重复记忆刺激。

D. 地图交通图使用:对于有空间、时间、定向障碍的患者可以利用各类地图、交通线路,在各目的地用醒目文字标出,让患者选择步行或坐车最便捷的路线。

E. 记忆提示工具:包括清单、标签、记号、录音机等。

F. 帮助记忆的一些方法:图象法:如成语"虎头蛇尾"、"狐假虎威"等相像动物的模样有助于记忆。层叠法:把学习的内容转化为图象层叠,比如要记住桥梁、自行车、盆景、苹果四个词,可以想象,一个人在桥上骑自行车,头顶顶着一个盆景,盆景上挂满苹果。联想法:比如要记住一个电话号码,85124097,可以将数字分段加以记忆,并采取一些有趣的事件加以联想,如85位12岁的少先队员到40km以外的敬老院看望一位97岁的老大爷。故事法:将需要记忆的东西,分解成一些小片段,然后用小故事将其串联起来。关键词法:将需要记忆的事物,取其有意义的内容或者首字,或其中间字加以组合,例如,要记住"挪威、武警、雄鸡、壮士"四个词,便用"威武雄壮"就可轻松记忆。

3）思维障碍的康复治疗

A. 提取信息:拿一份报纸,让患者分别在报纸内容中提取不同的信息分类,逐步训练患者至分类完整。

B. 排列顺序:例如将数字按大小顺序排列,将英文26个字母排列训练等等。

C. 物品分类:采用训练用图片,由患者按照物种、功能等加以分类,然后打乱顺序,再由患者重新排列,逐步至正确无误。

D. 一般到特殊推理训练:选择食物或家具、电器等,先让患者向治疗师提问逐步接近正确答案,提问次数越少反映患者推理能力越强。

E. 解决问题能力训练:从日常生活中提取一些可能发生的事件来训练患者,比如出门忘带钥匙怎么办,电梯因停电困在电梯里怎么办等,以训练患者解决问题的能力。

F. 计算和预算训练:进行加减乘除的训练,也可以由患者做出一个月家庭开支报表。

（3）迟发性癫痫(late epilepsy)的康复治疗:迟发性癫痫一般发生在颅脑损伤2周后。目前认为与颅脑损伤后皮质胶质增生和红细胞分解后局部铁质沉积有关。一旦确诊,应服用卡马西平或其他抗癫痫药物2年或以上。

社区或家居环境中迟发性癫痫患者康复治疗内容包括:

1）患者要保持良好心境,训练有度,避免过劳。

2）患者要起居有常,改善居住条件,经常通风透气、减少感冒受凉机会。

3）坚持服药,根据患者情况,定期1~3个月复查脑电图、肝功能、血常规。

4）一旦癫痫发作,做到现场急救有序,注意将患者头偏向一侧,以防误吸,同时将压舌板或类似硬物塞与上、下牙咬合处以防舌咬伤,待病情稳定,社区及时向上级专科医院转诊治疗。

(五)转介服务

颅脑损伤患者出院前应做出一个出院计划,包括家庭安全评估、装备评价和订购、家庭和陪护人员的教育、职业再教育和工作技能的建议。

颅脑损伤患者根据不同损伤程度、患者本人意愿及家庭不同的经济状态,转入社区及家庭的康复治疗时间段各不相同,特别是对于重型颅脑损伤患者,也可能在意识尚未完全清醒时就转到了社区及家庭。需要向上级医疗机构转诊的患者包括:

(1)意识障碍、持续性植物状态的患者,一旦出现不明原因高热,血压、脉搏、呼吸等生命体征不平稳状况时。

(2)中、重型颅脑损伤患者出现呼吸不平稳、发热、咳嗽、排痰困难时。

(3)患者情绪不稳定,或是情绪亢奋,有暴力倾向,毁物伤人;或是情绪低落、不思饮食,甚至有自杀倾向时。

(4)患者出现严重吞咽困难,甚至完全不能进食时。

(5)患者全身情况衰竭,严重呕吐或腹泻,少尿时。

(6)患者出现不明病情突然加重时。

(7)迟发性癫痫患者在服药期间仍然反复出现抽搐症状时。

一旦出现上述情况,社区康复人员及家庭成员应及时与上级医疗机构取得联系,安排好转诊事宜。转介服务还包括与其他辅助器具制作部门、劳动民政部门的联系。

(六)康复预防

预防医学强调三级预防,随着经济社会的转型,人们的物质生活条件已经得到了全面改观。现代生活中,交通便利,出行快捷,户外活动也日益受到人们追捧,在社区活动中我们要设置"健康课堂",定期开展讲座。

1. 一级预防 一级预防中我们强调提升社区居民医疗、保健、预防意识,普及职业安全教育等。

(1)加强驾驶人员安全教育、遵守交通法规、养成上车必系安全带的习惯,以减轻意外伤害的程度。

(2)加强工矿从业人员安全意识,要求从事特殊行业人员养成上岗必戴安全帽的习惯。

(3)加强户外活动人员安全意识教育,加强预警措施,切忌进行一些无谓的冒险。

(4)加强社区居民自我保护意识。如突发自然灾害事件时,如何避险、自救、如何保护身体重要器官免受伤害。

2. 二级预防 对于已经发生颅脑损伤的患者(二级预防),我们尽可能做到:

(1)院前急救、车祸现场应针对受伤程度不同的患者予以适当处置,对于昏迷患者应摆放好患者头部位置,避免误吸。

(2)住院期间要针对患者、家属及陪护人员进行健康教育,在预防压疮、肺部感染、泌尿系统感染等方面都会有很大帮助。

3. 三级预防 对于已返回到社区或家庭的康复治疗患者(三级预防),我们尽可能做到:

(1)让患者尽快熟悉社区环境、家庭环境,进行必要的防跌倒、防次生伤害教育。

(2)对患者心理健康的教育,让患者逐步适应伤残状态,调整好心态,避免因心理过激的原因出现重大问题。

三、习题

（一）名词解释

1. 颅脑损伤
2. 脑震荡

（二）填空题

1. 根据损伤后脑组织与外界相通与否,颅脑损伤可分为_____、_____。
2. 颅脑损伤患者言语障碍的特点是_____、_____、_____、_____。

（三）选择题

【A1 型题】

1. 用来评定颅脑损伤意识障碍程度的量表是
   A. Barthel 指数   B. MMT   C. Ashworth 量表
   D. Glasgow 昏迷量表   E. SF-36
2. 颅脑损伤患者原发的感觉运动缺损**不包括**
   A. 反射亢进   B. 小脑运动失调   C. 感觉丧失
   D. 震颤   E. 跨阈步态
3. 脑外伤患者康复治疗的最佳方案为
   A. 神经肌肉促进技术
   B. 认知障碍康复训练
   C. 物理因子对症治疗、轮椅训练,辅助器具应用
   D. 言语、吞咽功能训练康复治疗
   E. 综合康复训练
4. 颅脑外伤的康复与脑卒中的康复重点区别是
   A. 前者以认知康复为主   B. 言语康复   C. 心理康复
   D. 运动功能康复   E. 日常生活活动能力康复
5. 常出现交叉瘫的脑损伤是
   A. 脑震荡   B. 脑挫裂伤   C. 脑干损伤
   D. 弥漫性轴索损伤   E. 颅内血肿
6. 平衡功能障碍评定的适应证**错误**的是
   A. 意识障碍   B. 帕金森病   C. 脑外伤
   D. 骨关节疾患   E. 老年人
7. 颅脑损伤区别于周围神经系统损伤的特征为
   A. 肌肉萎缩   B. 感觉障碍   C. 心理障碍
   D. 出现共同运动   E. 运动功能障碍
8. 引起植物状态的病因中,最常见的是
   A. 缺血缺氧性脑病   B. 重度脑外伤   C. 大量脑出血
   D. 大面积脑梗死   E. 重型脑炎

【A2 型题】

9. 患者男性,45 岁,头颅受伤当时立即出现的昏迷时间较长,神志好转后因继发性脑水肿再次
   昏迷。该患者颅脑损伤类型为

A. 脑干损伤   B. 颅内压增高   C. 弥漫性轴索损伤

D. 开放性颅脑损伤   E. 闭合性颅脑损伤

10. 一脑外伤的患者,男性,60岁,不能理解别人说话,自发语言不流畅,但复述功能良好,此病人最可能的失语类型

     A. Broca 失语   B. 经皮质运动性失语

     C. 经皮质感觉性失语   D. 传导性失语

     E. 混合性失语

11. 患者男性,50岁,脑部被铁器击伤后昏迷5min后转醒,诊断为脑震荡,伤后5h住院观察期间患者烦躁不安,头痛、呕吐,查体见右侧瞳孔缩小,首选处理是

     A. 快速静滴甘露醇   B. 脑室穿刺

     C. 钻孔探查血肿   D. 气管切开防止脑缺氧

     E. 头颅 CT 明确有无脑疝表现

【B 型题】

（12~14 题共用备选答案）

     A. ≤8 分

     B. 9~12 分

     C. 7~11 分

     D. 13~15 分

     E. ≤3 分

12. 根据 GCS 评分,轻度脑损伤

13. 根据 GCS 评分,中度脑损伤

14. 根据 GCS 评分,重度脑损伤

（15~17 题共用备选答案）

     A. 活动日程表

     B. 物品分类

     C. 猜测游戏

     D. 肢体按摩

     E. 厌恶疗法

15. 记忆障碍的康复治疗

16. 思维障碍的康复治疗

17. 注意障碍的康复治疗

【X 型题】

1. 颅脑损伤的康复评定包括

     A. 认知功能的评定   B. 行为评定

     C. 日常生活活动能力评定   D. 其他功能障碍的评定

     E. 颅脑损伤的预后

2. 根据格拉斯哥预后评分,颅脑损伤结局可分为

     A. 死亡   B. 持续性植物状态   C. 严重残疾

     D. 中度残疾   E. 恢复良好

3. 颅脑损伤的康复治疗可分为几个阶段进行

A. 超早期　　　　B. 早期　　　　C. 恢复期　　　　D. 后遗症期　　　　E. 慢性期

4. 颅脑损伤后遗症期的康复治疗方案包括

A. 认知障碍的训练　　　　　　　　　B. 日常生活活动能力训练

C. 职业训练　　　　　　　　　　　　D. 高压氧治疗

E. 矫形器和辅助器具的应用

5. 颅脑损伤恢复期的康复目标包括

A. 减少患者定向障碍和语言错乱

B. 提高记忆、注意、思维、组织和学习的能力

C. 最大限度的恢复感觉、运动、认知、语言功能和生活自理能力

D. 提高生存质量

E. 稳定病情

6. 颅脑损伤患者应进行的功能状况的评定是

A. 意识障碍的评定　　　　　　　　　B. 运动功能的评定

C. 日常生活能力评定　　　　　　　　D. 认知障碍评定

E. 言语交流和吞咽功能评定

（四）问答题

1. 适应社区及家庭康复训练患者应具备哪些条件？

2. 颅脑损伤后遗症期的康复目标是什么？

3. 持续性植物状态的诊断标准有哪些？

4. 颅脑损伤的康复原则是什么？

5. 颅脑损伤的预后预测因子有哪些？

四、参考答案

（一）名词解释

1. **颅脑损伤**：颅脑损伤是致伤外力作用于头部所导致的颅骨、脑膜、脑血管和脑组织的机械形变，引起的暂时性或永久性神经功能障碍。

2. **脑震荡**：脑震荡通常定义为"中枢神经系统的暂时性功能障碍"，一般是在头部受到轻度暴力的打击后，产生的短暂意识丧失，随即清醒，可有近事遗忘，神经系统病理解剖无明显变化，无器质性损害。

（二）填空题

1. 闭合性损伤　开放性损伤

2. 言语错乱　构音障碍　命名错误　失语

（三）选择题

【A1 型题】

1. D　2. E　3. E　4. A　5. C　6. A　7. D　8. B

【A2 型题】

9. C　10. B　11. A

【B 型题】

12. D　13. B　14. A　15. A　16. B　17. C

【X型题】

    1. ABCDE   2. ABCDE   3. BCD   4. BCE   5. ABCD   6. ABCDE

（四）问答题

1. 适应社区及家庭康复训练患者应具备哪些条件？

答:（1）患者能达到一定的认知水平,听理解能力基本正常,情绪基本稳定。

（2）全身情况基本良好,病情稳定,心肺功能基本正常。

（3）无严重的并发症,比如肺部感染、泌尿系统感染等。

2. 颅脑损伤后遗症期的康复目标是什么？

答:使患者学会应付功能不全状况;学会用新的方法代偿功能不全;增加患者在各种环境中的独立和适应能力,回归社会。

3. 持续性植物状态的诊断标准有哪些？

答:（1）认知功能丧失,无意识活动,不能执行指令。

（2）保持自主呼吸和血压。

（3）有睡眠 - 觉醒周期。

（4）不能理解和表达语言。

（5）能自动睁眼或刺激睁眼。

（6）可有无目的性眼球跟踪活动。

（7）下丘脑及脑功能基本正常。

（8）以上7个条件持续1个月以上。

4. 颅脑损伤的康复原则是什么？

答:（1）姿势控制:增加肌力,控制肌张力,维持正确的姿势控制。

（2）维持关键活动度:维持和增加关节活动度,防止关节挛缩。

（3）呼吸护理:保持呼吸道通畅,防止呼吸道感染,增强呼吸功能。

（4）发挥身体残留能力:鼓励发挥自身残留能力增加活动能力,提高日常生活能力。

（5）情绪障碍采用药物和心理治疗控制。

5. 颅脑损伤的预后预测因子有哪些？

答:GCS评分、年龄、瞳孔对光反射、DOLL眼征、冰水热量试验、对刺激的运动反应、体感诱发电位、损伤后健忘持续的时间。

（谢　明）

第三节　脊髓损伤的康复

一、学习目标

    1. **掌握**　脊髓损伤的定义、康复评定方法、社区和家庭康复训练的方法以及常见并发症的预防与康复处理。

    2. **熟悉**　脊髓损伤的诊断、分类、康复目标、矫形器和辅助器具的选用、环境改造。

    3. **了解**　脊髓损伤的病因、心理康复、教育康复、职业康复以及转介服务。

二、重点和难点内容

（一）概念

脊髓损伤（spinal cord injury，SCI）是由于外伤、炎症、肿瘤等原因引起的脊髓结构、功能的损害，造成损伤平面以下运动、感觉、括约肌和自主神经等功能障碍。颈脊髓损伤造成四肢瘫痪时称四肢瘫；胸段以下脊髓损伤造成躯干及下肢瘫痪而未累及上肢时称截瘫。

（二）康复目标

由于脊髓损伤患者的功能障碍程度不同，因此康复的目标也不尽相同。其社区康复的总目标是：利用现有的社区资源，达到与患者损伤程度相适应的最大功能状态，提高生存质量，改善家庭和社区环境，以利于患者无障碍的生活；同时促进其在教育、技能发展、文化生活等方面的发展，尽可能达到生活自理、回归社会。

（三）康复评定

1. 康复需求的评定 脊髓损伤程度评定、运动功能的评定、感觉功能的评定、神经损伤平面的确定、痉挛、神经源性膀胱、性功能障碍及心肺功能等评定。

2. 社区生活能力的评估 一般情况、日常生活活动能力评定及社会生活能力评定。

3. 职业能力的评估。

4. 心理与情绪状态的评估 汉密尔顿焦虑量表、汉密尔顿抑郁量表等。

5. 功能恢复的预测。

（四）康复治疗

1. 开展社区和家庭康复训练时应注意的事项。

2. 卧床患者的康复护理技术，转移方法，轮椅操作方法，行走和上下台阶训练方法。

3. 日常生活能力训练如进食，穿脱衣物，穿脱鞋子和袜子，洗漱，如厕训练，日常家务训练。

4. 矫形器和辅助器具的选用 脊柱矫形器、手部矫形器、下肢矫形器、拐杖与助行器及轮椅。

5. 心理康复 针对心理与情绪性障碍，包括抑郁、焦虑、压抑、烦躁和恐惧悲观等情绪。

6. 教育康复 帮助有特殊需要的患者，获得合适的学习机会。

7. 家庭环境、社区公共环境改造。

8. 职业咨询与培训。

9. 常见并发症的预防与康复处理 包括压疮、排尿障碍、大便障碍、手足肿胀和骨质疏松等。

（五）转介服务

脊髓损伤的患者多数为青壮年，脊髓损伤造成的功能障碍也是多方面的：当患者出现需要做某些特殊检查和治疗时，出现严重的并发症，损伤平面上升、功能障碍加重，患者需要轮椅代步，需要矫形器、生活自助器具和其他用品辅助器具改善功能，而社区因条件所限不能提供时，应及时向上级医疗机构或康复机构转介。

（六）康复预防

要加强安全教育与防护，预防脊髓损伤的发生。脊髓损伤患者回归社区后，应进行继发性残疾的预防。

三、习题

（一）名词解释

1. 脊髓损伤
2. 截瘫
3. 压疮
4. 半切综合征
5. 脊髓功能部分保留区

（二）填空题

1. 脊髓损伤的康复评定包括：_____、_____、_____、_____、_____、_____、_____。

2. 脊髓损伤患者的矫形器和辅助器具的选用_____、_____、_____、_____。

（三）选择题

【A1 型题】

1. 脊髓损伤患者出现损伤平面以下一侧肢体感觉障碍，对侧肢体运动障碍，应该属于
   A. 中央束综合征 B. 半切综合征 C. 前束综合征
   D. 后束综合征 E. 马尾综合征

2. 脊髓损伤后自主神经反射异常的最常见原因是
   A. 痉挛 B. 深静脉血栓形成 C. 膀胱膨胀
   D. 压疮 E. 不活动

3. 职业康复的安排应是
   A. 在功能能力评估的基础上，在个人能力限制的范围内寻找要雇用者
   B. 建立完成工作活动所需的个人功能能力的基线
   C. 对个人能力与特殊工作的关键需要之间的匹配情况进行评定
   D. 对个人能力与职业群体的关键需要之间的匹配情况进行评定
   E. 对个人能力与竞争雇用的需要之间的匹配情况进行评定

4. 对脊髓损伤患者进行神经学检查时见到，患者试图从仰卧位坐起时脐向上移动（Beevor 症），其损伤平面在
   A. T_1 B. T_6 C. T_{10} D. L_2 E. L_5

5. 折刀式肌张力增高常见于
   A. 帕金森病 B. 锥体外系损伤 C. 低血钾
   D. 锥体系损害 E. 脊髓损伤

6. 有关脊髓损伤患者体位变换的叙述错误的是
   A. 体位变换可防止压疮和肢体挛缩
   B. 定时进行，一般 2 小时变换一次
   C. 在进行体位变换时，注意维持脊柱的稳定性
   D. 可将患者在床上拖动
   E. 注意勿损伤皮肤

7. 有关脊髓损伤患者进行间歇导尿的叙述错误的是

A. 需在清洁状态下进行,导尿者用肥皂在流动水下洗手 2 次

B. 将导尿管送入尿道动作应轻柔,以免损伤尿道

C. 男性尿道比女性尿道长,要多插入一些,一般 15cm

D. 反复移动导尿管,同时辅以体位变化和压迫下腹部,促进尿液全部排出

E. 间歇导尿时,应限制患者的液体摄入量,一般在 4000ml/24h 左右,以免膀胱过度膨胀

8. 调整手杖高度时最高点的水平应是

A. 腰部   B. 髂前上棘

C. 腰与大转子的中点   D. 大转子

E. 大转子下方 4cm

9. 能使压力减至最小的软椅坐垫的材料应是

A. 外包泡沫插入凝胶   B. 充气绒毛   C. 充凝胶

D. 充气   E. 织物悬带

【A2 型题】

10. 患者女性,24 岁,T_6 截瘫,坐骨部位有压疮,皮肤层有部分丧失,似有水疱已破裂。这个压疮的分期为

A. Ⅰ期   B. Ⅱ期   C. Ⅲ期   D. Ⅳ期   E. Ⅴ期

11. 一男性患者不慎从高处落下致脊髓损伤,为明确是否为完全性或不完全性损伤,体检重点是

A. 感觉平面   B. 肌力、肌张力   C. 腱反射

D. 本体感觉   E. 肛门指检

12. 一位脊髓损伤女患者,其损伤平面使患者易于有自主神经的反射异常,关于其妊娠与分娩的处理叙述正确的是

A. 禁忌阴道分娩

B. 建议患者不要孩子

C. 可选用脊髓或硬膜外麻醉

D. 自主神经反射异常的症状与临床表现与先兆子痫相同,治疗也相类似

E. 自主神经反射异常的并发症是轻的,对患者或胎儿没有危险

【X 型题】

1. 一位四肢瘫患者试图坐起时出现缺氧,躺下时氧饱和度恢复至基线,这种姿势性缺氧最可能的机制是由于

A. 腹腔内容物下垂致横膈运动减弱   B. 副交感神经活跃导致支气管痉挛

C. 直立致静脉回流减少   D. 血氧计移位致测量错误

E. 对气体感交器机制反应致通气量降低

2. 关于脊髓损伤患者生活自理能力训练的描述,其中正确的是

A. C_5 及以上水平损伤的患者只能依靠他人才能进食

B. C_6、C_7 水平损伤的患者经训练可独立进食

C. 双下肢瘫痪能翻身者,在训练后可自行穿脱上衣

D. 鞋子尽量选择有搭扣或不系鞋带的样式

E. 脊髓损伤患者应使用坐便器,其高度应小于轮椅高度

3. 有关脊髓损伤患者矫形器的选择与使用正确的是

A. 手部矫形器每日至少 2 次进行皮肤检查,观察有无红肿

B. 长下肢矫形器:适用于 T_{10}~L_4 脊髓损伤,膝关节不能或不完全伸展的患者

C. 短下肢矫形器:L_4 以下的脊髓损伤,膝关节能完全伸展的患者

D. 腋拐适用于配戴膝踝足矫形器后的截瘫患者进行行走训练

E. C_7 及以下平面损伤的患者选择普通手动轮椅即可

4. 痉挛的弊端有

A. 损害步态的摆动期

B. 导致缓慢的自主运动

C. 关节挛缩

D. 增加骨折与异位骨化的危险性

E. 可导致睡眠障碍

5. 脊髓损伤创伤性分类可分为

A. 颈脊髓损伤

B. 胸腰椎脊髓损伤

C. 过伸性脊髓损伤

D. 开放性脊髓损伤

E. 挥鞭性脊髓损伤

6. 能反应患者存在共济失调的试验是

A. 指鼻试验

B. 跟膝胫试验

C. 指物试验

D. 轮替运动

E. Romberg 试验

(四)问答题

1. 简述 ASIA 残损指数分级。

2. 不自主运动有什么表现?

3. 如何预防压疮形成?

4. 简述预防泌尿系感染的方法。

四、参考答案

(一)名词解释

1. **脊髓损伤**:是由于外伤、炎症、肿瘤等原因引起的脊髓结构、功能的损害,造成损伤平面以下运动、感觉、括约肌和自主神经等功能障碍。

2. **截瘫**:胸段以下脊髓损伤造成躯干及下肢瘫痪而未累及上肢时称截瘫。

3. **压疮**:是指局部皮肤长时间受压或受摩擦力与剪切力作用后,受力部位出现血液循环障碍而引起局部皮肤和皮下组织缺血、坏死。

4. **半切综合征**:常见于刀伤或枪伤,脊髓只损伤半侧,由于痛温觉神经在脊髓发生交叉,因而造成损伤同侧肢体本体感觉和运动丧失,对侧痛温觉丧失。

5. **完全性脊髓损伤**:患者在脊髓损伤平面以下大约 1~3 个脊髓节段中仍有可能保留部分感觉或运动功能,脊髓损伤平面与脊髓功能完全消失的水平之间的脊髓节段,称为脊髓功能部分保留区。

(二)填空题

1. 脊髓损伤程度评定 运动功能的评定 感觉功能的评定 神经损伤平面的确定 痉挛评定 神经源性膀胱的评定 性功能障碍及心肺功能等评定

2. 脊柱矫形器 手部矫形器 下肢矫形器 拐杖与助行器及轮椅

(三)选择题

【A1 型题】

1. B 2. C 3. A 4. C 5. D 6. D 7. E 8. D 9. E

【A2 型题】

10. B 11. E 12. C

【X 型题】

1. AC 2. BCD 3. ABCDE 4. ABCDE 5. ABCDE 6. ABCDE

（四）问答题

1. 简述 ASIA 残损指数分级。

答：ASIA 残损指数分级：①完全性损伤，S_4~S_5 无感觉和运动功能；②不完全性损伤，损伤平面以下，包括 S_4~S_5，有感觉功能但无运动功能；③不完全性损伤，损伤平面以下存在运动功能，平面以下一半以上关键肌肌力 <3 级；④不完全性损伤，损伤平面以下存在运动功能，平面以下至少一半关键肌肌力 ≥3 级；⑤正常，感觉和运动功能正常。

2. 不自主运动有什么表现？

答：不自主运动的表现：①痉挛：肌肉呈僵直性或阵挛，不随意收缩，可为局限性或全身性，多数有器质性病变，如组织本身或脊髓直至大脑皮质的功能紊乱。②抽搐：是一定肌群急促而强迫的抽动，可反复刻板发生，以头面部多见，如眨眼、皱额、转头颈等。

3. 如何预防压疮形成？

答：（1）减少局部持续受压：卧床患者应每 2 小时翻身一次，坐轮椅者每 20~30 分钟做支撑减压一次，每次持续 1~2 分钟。翻身时，要防止皮肤和床面摩擦，动作轻柔，不可拖拽。翻身后，要在合适的位置放置足够厚的软垫，以分散压力，但软垫不能放置在骨突处或受压部位。翻身情况应做好记录，翻身前后应观察皮肤的卫生情况并保持床面平整。

（2）选择良好的坐垫和床垫：良好的坐垫和床垫的标准——承受面积大，散热、透气性好，厚度在 10cm 左右。

（3）加强营养：改善全身营养状况，纠正贫血，治疗原发病。养成吃健康食品的习惯，控制好体重。

（4）保持清洁卫生：每天清洗身体，潮湿或弄脏的衣物要立即更换，注意保持皮肤、内衣和床垫的清洁卫生。

（5）坚持训练：适当的康复运动训练，可增加患者的活动能力，改善血液循环状况，增强体质。

（6）保护肢体：脊髓损伤的患者，因损伤水平以下感觉丧失或减退，故要加强对肢体的保护，避免过冷、过热、摩擦和碰撞。

4. 简述预防泌尿系感染的方法。

答：（1）患者应保持喝水量在 3000ml 左右，养成定时排尿的习惯。

（2）生殖器官每天至少清洗 1 次，便后一定要清洗。

（3）导尿管及相关物品保持干净，装尿液的袋子需用肥皂与清水每天冲洗 1 次。

（4）注意尿液袋的高度不能超过膀胱，以免尿液逆流回膀胱。

（5）按时检查膀胱是否排空，确保导尿管无扭曲或缠结。一旦出现感染征象，如排尿时有灼热感或疼痛，尿液浑浊或带血色且有恶臭，排尿困难或排出尿量很少等，应立即就医，患者也应多饮水，以利于将膀胱冲洗干净。

（唐　梅）

第四节 脑性瘫痪的康复

一、学习目标

1. **掌握** 脑瘫社区康复治疗。
2. **熟悉** 脑瘫的定义及临床分型,脑瘫的预后、预防和社会康复。
3. **了解** 脑瘫社区康复的基本形式。

二、重点和难点内容

(一)概述

脑性瘫痪(cerebral palsy,CP)简称脑瘫,是以运动功能障碍为主的致残性疾病。按临床表现可分为六型:痉挛型、不随意运动型、强直型、共济失调型、肌张力低下型、混合型。我国大多数脑瘫患者生活在农村或城市的普通家庭,没有能力和条件长期接受康复机构的治疗。社区康复为脑瘫患者提供了简单、通俗易懂的康复技术,充分发挥患者自己的积极性,家庭成员的参与等多项优越条件,使患者得到连续不断、持久的康复训练,达到理想的康复效果。在家庭和社区的社会环境中,在人与人的交往中,得到心理、智力、身体的全面康复,建立健全的人格和意志品质。因此,长期以家庭或社区康复站点为基地,进行康复训练和治疗,是脑瘫患者实现全面康复和理想、持久康复效果的必由之路。

(二)脑瘫社区康复的基本形式

脑瘫社区康复的基本形式可分为康复站康复和家庭康复。

1. **康复站康复** 康复站为社区中对脑瘫患儿进行相对集中训练的一种形式。
2. **家庭康复** 在我国是一种重要且行之有效的社区康复形式。经过培训的家庭成员,可以承担训练员的工作。家庭是脑瘫患者最熟悉,最自然的生活环境。家庭成员是患者最亲近,最信赖的治疗师和教师。

(三)脑瘫社区康复评定

脑瘫的评定是脑瘫社区康复的重要环节,通过评定可以全面了解脑瘫患者的生理功能、心理功能和社会功能,为设计合理的康复治疗方案、判定康复治疗效果提供依据。

1. **评定目的**
(1)对患者的身体状况、家庭和社会环境相关信息进行收集,掌握患者功能障碍的特点。
(2)对患者所具有的能力进行分析。
(3)分析功能障碍程度与正常标准的差别。
(4)提出功能障碍的特点及关键因素。
(5)为制订康复训练计划提供依据。
(6)为享有平等权利、义务及参与社会提供客观依据。

2. **评定原则**
(1)强调身心全面评定的重要性,以正常人生理、心理、社会发育标准为对照,进行身心全面评定。
(2)重视患者的能力及潜在功能。
(3)正确判断原发损伤和继发障碍。

（4）在进行运动功能评定的同时，判定是否存在其他合并症状。

（5）以评定为前提，将评定贯穿于康复治疗全程的不同阶段。

3. 一般情况的评定 可采用社区残疾人调查表，见《社区康复学》第二章第三节。

4. 全身状况的评定 指一般状况及精神心理状况的评定。如年龄、体质、全身状况、合并症及智力水平等。

5. 姿势与运动发育评定 姿势是指身体各部位之间所呈现的位置关系，即机体在相对静止时，克服地心引力所呈现的自然位置。只有保持正常的姿势，才能出现正常的运动。脑瘫患者存在脑损伤，神经系统发育受阻，神经系统调节障碍，必然导致姿势和运动发育异常。

6. 肌张力评定 肌张力是维持身体各种姿势和正常运动的基础，表现形式有静止性肌张力、姿势性肌张力和运动性肌张力。

7. 其他方面的评定 很多脑瘫患者伴有言语语言障碍、听力障碍、视觉障碍、智力障碍、心理行为异常等，因此应根据患者临床表现和需求，进行言语语言、听觉、视觉、智力、心理行为评定和步态分析。

（四）脑瘫社区康复治疗

脑瘫的社区康复治疗应结合当地实际情况，因地制宜，以综合性康复治疗为主，即采用物理治疗、作业治疗、语言治疗等现代康复治疗方法，辅以必要的辅助器具的使用、传统康复治疗等方法。

1. 物理治疗

（1）社区常用的物理治疗方法

1）Bobath 疗法：Bobath 疗法又称神经发育学疗法（neurodevelopmental treatment，NDT），是英国学者 Karel Bobath 和 Berta Bobath 夫妇共同创建的疗法，是当代脑瘫康复治疗的主要疗法之一，Bobath 从神经生理学角度分析，认为脑瘫患儿根本问题是由于缺少对反射性姿势和运动模式的抑制（中枢性抑制）而导致的异常。

2）Vojta 疗法：Vojta 疗法是德国学者 Vojta 博士创建的，是小儿脑瘫物理疗法之一。这种方法是通过对身体一定部位（诱发带）的压迫刺激，诱导产生全身性、协调化的反射性移动运动，促进和改善患儿的移动运动功能，因此又称为诱导疗法。

3）引导式教育：引导式教育（conductive education）是由匈牙利学者 Petö Andras 教授创建的，又称 Petö 疗法。是通过教育的方式，使功能障碍者的异常功能得以改善或恢复正常，即应用教育的概念体系进行康复治疗。

（2）脑瘫异常姿势的控制方法

1）纠正头后仰：脑性瘫痪常会出现头后仰，双肩后缩，此时切不可将手放到患者后头侧硬拉，否则会更强化此姿势。

2）坐位纠正头后仰：患儿坐在膝上，头后仰，肩胛带内收，此时不可用手在患儿后头部向前推。

3）矫正脑性瘫痪屈曲模式：痉挛型脑瘫常见的临床表现为屈曲模式。抑制屈曲模式用手抓住患者肘关节及前臂，向前拉时将手抬高且外展，促使患者头抬高，脊柱伸展，髋关节变得容易屈曲，改善屈曲占优势的运动模式。

4）不随意运动型脑瘫的手臂控制法：不随意运动型脑瘫患者肩关节外展，双上肢屈曲。在这种情况下，髋关节常有过度屈曲的现象，将患者手臂拉向内收，稍稍向下拉，当患者向前拉时，再慢慢将其手上举，这样可促进头前屈，拱背，并改善髋关节过度屈曲现象。

5）手臂伸展法：强硬拉起上臂时则患者手臂将会变得更为屈曲，这时不可硬扳。将双手放在肘关节下方扶持患儿手臂，可轻拉伸展肘关节，同时可做内外摆动动作。膝关节同样。

6）握拳手指伸展法：患者上肢屈曲严重，不要过分强迫伸展肩关节和肘关节，拉直，否则会加重弯曲，可直接握在肘关节上方，将它向内或外，同时可使之伸展。手指伸展。

7）抑制下肢内收、交叉伸展：痉挛型脑瘫患者的最常见的下肢异常为痉挛性强直，双下肢内收，交叉伸展。扩大股角时不能握踝关节用力强拉，这样反而会加重痉挛。最好采用手法控制膝关节，将双下肢外展、外旋，同时控制髋关节使其活动度增大。

8）屈曲踝关节：严重痉挛型患者的典型姿势是肌肉十分强硬状态，甚至连穿鞋或裤子都难以屈曲。方法为将髋关节屈曲，然后使两侧下肢外展，这样踝关节也易于屈曲，便于穿脱衣服鞋袜。

9）缓解足趾勾屈：脑瘫患者的足呈跖屈，如鹰爪状。手法为用手托起患儿的足底，使下肢轻度外旋，踝关节背屈，然后再伸展足趾会很容易。

10）痉挛型脑瘫坐位姿势矫正：痉挛型脑瘫患者经常坐在双腿上，使基底面增宽，不但不能改变异常姿势，反而会使髋关节和下肢伸展，内旋增强，影响整体姿势，上肢也因此受到影响。正确的坐位：如坐在一侧腿上，基底面缩窄，髋关节保持外旋位，髋关节和下肢屈曲，用肩抑制上肢和头部。即一边对胸部轻轻加压，一边抬肩，达到内旋位最好，使上肢呈伸展位，逐渐进行体重负荷。治疗师用手将患者双下肢外展、外旋，使其身体向前屈。促使髋关节屈曲，抑制的关键点位于大腿内侧靠近关节处。为保持上述姿势，可用手将患者下肢充分伸展，使其学习独自向前弯腰，保持坐位。

11）不随意运动型脑瘫坐位姿势矫正：矫正方法为屈曲患儿双下肢，使患儿达到腹部紧贴大腿的坐位。然后握住患儿的双肩缓慢加压的同时，将两肩向前向内推压，他的双手便能撑在身体两侧而支持自己。

2. 作业治疗   作业疗法的重点和内容如下。

（1）保持正常姿势：按照儿童发育的规律，通过包括游戏在内的各种作业活动训练，保持患者的正常姿势，是进行各种随意运动的基础。

（2）促进上肢功能的发育：上肢的功能发育，随意运动能力，是生活自理、学习以及将来能否独立从事职业的关键。

（3）促进感觉、知觉运动功能的发育：脑瘫不只是随意运动功能的障碍，而且存在感觉运动障碍。

（4）促进日常生活动作：作业疗法的最终目的是达到患者的生活自理能力。促进运动发育、上肢功能、感知认知功能的训练，应与日常生活动作训练相结合。

（5）促进情绪的稳定和社会适应性：身体功能障碍越重，行动范围越受限，经验越不足，社会的适应性越差。

3. 语言障碍的矫治   语言障碍矫治的主要内容如下。

（1）日常生活交流能力的训练。

（2）进食训练。

（3）构音障碍训练：包括抑制异常姿势反射训练，构音器官运动训练，构音训练。

（4）语言发育迟缓训练。

（5）利用语言交流辅助器具进行交流的能力训练等。

4. 其他治疗

（1）传统医学康复疗法：传统医学是我国的瑰宝，有着悠久的历史和独到的理论依据和丰富多样的方法。

（2）辅助器具及矫形器：脑瘫的康复治疗需要有一定的场地、根据条件配备一些辅助器具以便于康复训练使用。

（3）感觉统合训练：目的是增强正常的感觉 - 运动经验，提高运动与感觉以及各感觉之间的相互作用，改善中枢的感觉统合功能。

（4）文娱体育治疗：根据患者的年龄和病情，多以小组形式、家长或家庭成员参与的形式进行，促进患者身心全面发育。

5. 脑瘫的护理与管理 脑瘫的护理和管理主要由家人承担，因此家人在护理患者时，要注意患者是否是在温度适宜、舒适、干净、安全的环境中，患者是否精神愉快，是否有足够的睡眠，饮食是否易于消化、营养丰富，是否有癫痫发作以及学会如何应对癫痫发作等。家人要学会脑瘫患者正确肢位的摆放。

6. 脑瘫的心理康复与教育

（1）脑瘫的心理康复：脑瘫患者由于存在脑损伤，不仅造成肢体运动障碍，而且可能伴有情绪、性格的问题和障碍。运动障碍导致社会活动受限，不能接受正常的教育。患者常常受到过分溺爱或无人关注，缺少自信心和自立性，加之疾病的折磨，与正常人相比较，更易产生自卑感和抑郁的情绪，产生一些心理障碍以及学习困难。因此，患者的心理治疗和教育，对于促进全身心的发育是非常必要和重要的。

（2）脑瘫的教育：脑瘫患者的智力水平可以因为脑损伤、运动受限、心理行为异常、合并症以及社会因素而低于正常水平，因此，脑瘫的教育同样提倡早期进行。通过教育，可以培养脑瘫患者的基本技巧和学习生活能力、良好的思想品德、较强的社会适应能力，提高文化修养和知识水平。

（五）脑瘫的预后、预防和社会康复

1. 脑瘫预后的相关因素

（1）与脑损伤的程度有关：如重症脑瘫患者由于运动功能障碍严重，进食困难，身体虚弱，加之合并有一种或多种合并症，因此预后较轻症脑瘫差。

（2）与是否早期发现早期干预有关：脑瘫的早期发现早期干预，是抑制异常运动发育，促进正常运动发育，防止挛缩和畸形的关键。因此，早期发现早期干预、早期控制并发症可以取得最佳的康复治疗效果。

（3）与康复治疗有关：脑瘫应该做到早期发现早期康复治疗，同时应该做到持之以恒和正确的康复治疗，综合性的康复治疗。

（4）与康复预防有关：做好脑瘫的三级预防和并发、继发损伤的预防，对于脑瘫的预后十分重要。

（5）与社会因素有关：包括脑瘫患者自身和家庭成员在内的全社会对残疾和康复的认识，对于脑瘫患者的康复效果以及将来能否真正回归社会，同其他人一样成为主流社会一员十分重要。

2. 脑瘫的预防

（1）一级预防是脑瘫预防的重点，主要目的是防止脑瘫的产生。

（2）二级预防是对已经造成损害的脑瘫患儿，采取各种措施防止发生残疾。

（3）三级预防是已经发生残疾的脑瘫,应通过各种措施,预防残障的发生。

3. 脑瘫的社会康复 是脑瘫全面康复的一部分,是指从社会的角度采取各种措施,为脑瘫患者创造一种适合其生存、创造、发展、实现自身价值的环境,享受同等权利,达到积极参与社会生活的目的。

三、习题

（一）名词解释

水中运动

（二）选择题

【A1 型题】

1. 痉挛型脑瘫患者最常见的下肢异常为
   A. 双下肢过伸展   B. 痉挛性强直   C. 双下肢无力
   D. 病理反射   E. 无自主运动

2. 纠正脑瘫患者头后仰正确方法是
   A. 双手贴在患者头的两侧,向上方拉使其颈部伸展
   B. 用手拖住下腭
   C. 一手扶住前额一手扶脑后
   D. 单手按住头顶
   E. 双手按住头顶

3. 不随意型脑瘫患者常用治疗方法**不包括**
   A. 增加关节活动度   B. 纠正坐姿   C. 抑制非对称姿势
   D. 促进对称姿势运动   E. 降低肌张力

【B 型题】

   A. 双腿分开环在抱者的腰部两侧
   B. 抱在抱者的胸前或身体的一侧
   C. 抱起时双腿并拢
   D. 需要两人抱起
   E. 双腿蜷起和头微微下垂外

4. 痉挛型的抱位体位

5. 不随意运动型的抱位体位

6. 共济失调型患儿早期肌张力低下的抱位体位

【X 型题】

1. 抑制异常姿势运动主要包括
   A. 抑制异常运动模式   B. 抑制异常姿势
   C. 抑制异常的姿势反射   D. 抑制病理反射
   E. 抑制运动

2. 脑瘫预后的相关因素
   A. 与脑损伤的程度有关   B. 与是否早期发现早期干预有关
   C. 与康复治疗有关   D. 与康复预防有关
   E. 与社会因素有关

3. 脑瘫的预防包括

  A. 防止外伤发生   B. 防止近亲结婚   C. 预防残障的发生

  D. 防止脑瘫的产生   E. 防止发生残疾

（三）问答题

简述脑瘫患者社区和家庭康复训练应注意事项。

四、参考答案

（一）名词解释

水中运动：又称水疗，是利用水的物理特性对脑瘫患者进行康复训练的方法。由于水的浮力、水波的冲击、水温的刺激，可以使患者肌肉松弛，缓解痉挛，改善关节活动，从而使患者能够在水中比较容易地自我控制，调整姿势以及完成各种正常姿势和运动。

（二）选择题

【A1 型题】

  1. B   2. A   3. A

【B 型题】

  4. A   5. B   6. E

【X 型题】

  1. ABC   2. ABCDE   3. CDE

（三）问答题

简述脑瘫患者社区和家庭康复训练应注意事项。

答：（1）脑瘫的康复训练不能代替，脑瘫患者每一项动作不可能都能由自己来完成，家人必须帮助他们，但不是代替。

（2）脑瘫的康复训练不可过分照顾。

（3）运动量不宜过大，训练强度要循序渐进，使患者有一个适应的过程。

（4）脑瘫的康复训练要给予患者正面激励。

（5）脑瘫的康复训练是循序渐进的过程。

（6）脑瘫的康复训练要不断重复。每一个动作都需要反复地进行训练，才能最终巩固下来。

（吕 洋）

第五节 帕金森病的康复

一、学习目标

1. **掌握** 帕金森病的康复评定及康复治疗方法。
2. **熟悉** 帕金森病的临床特征及康复目标、康复预防。
3. **了解** 帕金森病的并发症、转介服务。

二、重点和难点内容

（一）定义

帕金森病是以静止性震颤、肌强直、运动迟缓等为特征表现的神经系统变性疾病。

（二）康复目标

1. 提高患者的活动能力、纠正不正常姿势以预防挛缩、畸形的发生。

2. 改善运动的启动过程、姿势和平衡控制、粗大的运动协调能力和手的操控物件的能力与灵活性,增加运动的幅度和速度并增强患者的安全意识。

3. 改善或维持患者的独立生活能力和生活质量。

4. 维持或增加肺活量、胸部扩张、吞咽及语言表达能力。

5. 帮助病人和家属调整心理状态及生活方式的修正。

（三）康复评定

1. **躯体功能评定** 包括肌力评定、肌张力评定、关节活动范围测量、平衡与协调能力评定、步行能力评定、吞咽功能评定、呼吸功能评定等。

2. **日常生活能力评定** 包括穿衣、进食、洗漱、大小便管理等各项综合功能的评估。

3. **参与水平的评定** 采用帕金森病统一评定量表(unified Parkinson disease rating scale, UPDRS)。

4. **专项评定** 这是专门用于帕金森病评估的量表,包括 Hoehn-Yahr 分期分级法、Schwab 和英格兰日常生活活动量表、韦氏帕金森病评定法等。

（四）康复治疗

1. 现代医药治疗

（1）药物治疗 左旋多巴和抗胆碱能药等药物。

（2）深部脑起搏器电刺激治疗。

2. 改善运动能力的治疗 肌肉放松训练,关节活动度训练,运动协调性训练,平衡训练,步态训练,面舌肌训练以及呼吸功能训练,物理因子治疗。

3. 改善和维持日常生活能力训练 穿脱衣服,个人卫生如厕训练、进食训练、移动和转移。

4. 语言训练。

5. 吞咽功能训练。

6. 认知功能训练。

7. 抑郁症状管理。

8. 辅助装置的应用和环境改造。

9. 中医康复治疗 主要有中药、针灸、推拿。

10. 其他治疗措施。

（五）康复预防

积极预防,按规定定时服用抗帕金森病及对症治疗药物,持之以恒进行运动功能训练和非运动性障碍的训练,包括认知训练、言语与吞咽训练、大小便训练等,尽可能将患者功能保持在最佳水平。

（六）转介服务

在社区长期康复治疗过程中,一旦发现患者病情加重,如出现血压明显降低、各种不自主运动、"开-关"现象和精神异常等,应及时将患者转介至上级医院进行检查治疗,待症状得到控制后再转回社区继续康复治疗。

三、习题

（一）名词解释

帕金森病

（二）选择题

【A1 型题】

1. **不**属于帕金森病临床特征的是
   - A. 静止性震颤
   - B. "搓丸样"动作
   - C. 铅管样肌强直
   - D. 运动迟缓
   - E. 剪刀样步态

2. **不**属于帕金森病康复目标的是
   - A. 提高患者的活动能力
   - B. 改善运动的启动过程、姿势和平衡控制
   - C. 改善或维持患者的独立生活能力和生活质量
   - D. 改善患者的心理状态
   - E. 根治患者的临床症状

3. 在 Schwab 和英格兰日常生活活动量表评分标准中,评分为 10% 的是
   - A. 完全依赖他人,不能自理,完全残疾
   - B. 不能独立做家务,在协助下做少量家务,严重残疾
   - C. 有自主神经功能障碍,如吞咽困难、大小便失禁、卧床
   - D. 不能完全独立完成,做某些家务较困难,需 3~4 倍的时间
   - E. 更多地依赖他人,半数需要帮助,任何事情均感困难

4. 步态训练方法中叙述**错误**的是
   - A. 步行前进,行前足离地训练
   - B. 行走时步幅及宽度控制可通过在地板上加设标记来进行
   - C. 在前面设置 5~7.5cm 高的障碍物,让患者行走时跨步,避免小碎步
   - D. 嘱患者独立快速向前迈步
   - E. 通过韵律操、音乐、唱歌、跳舞启动运动,以维持活动能力

【A2 型题】

5. 患者男性,60 岁。左侧肢体抖动、僵硬 5 年,累及右侧 3 年,现患者走路缓慢,小碎步,转身困难,查体:四肢肌张力高,静止性震颤,小字征。该患者诊断考虑为
   - A. 多发性硬化
   - B. 脊髓灰质炎
   - C. 帕金森病
   - D. 特发性震颤
   - E. 多系统萎缩

6. 患者男性,62 岁。帕金森病 3 年,平时口服美多巴药物治疗,病情较稳定,近 1 周来又出现手抖动明显,行走困难。目前治疗首先应
   - A. 调整药物应用
   - B. 运动治疗
   - C. 低频电疗
   - D. 生物反馈训练
   - E. 作业治疗

【B 型题】

（7~9 题共用备选答案）
   - A. 0 分

B. 1分

C. 2分

D. 3分

E. 4分

7. 韦氏帕金森病评定法单项评分中轻度为

8. 韦氏帕金森病评定法单项评分中中度为

9. 韦氏帕金森病评定法单项评分中重度为

（10~12题共用备选答案）

A. Ⅰ级

B. Ⅱ级

C. Ⅲ级

D. Ⅳ级

E. Ⅴ级

10. Hoehn-Yahr 分期分级中症状位于一侧,轻微,功能不影响或仅轻度障碍为

11. Hoehn-Yahr 分期分级中功能障碍重,仅依靠自己的能力生活困难。但仍可以不依靠支撑而勉强起立、步行为

12. Hoehn-Yahr 分期分级中不能站立,不依靠帮助只能勉强在床上或轮椅上生活为

【X 型题】

13. 下列各项在韦氏帕金森病评定法中评分为 2 分的是

A. 动作中度减慢,单侧或双侧各动作中度障碍,书写明显受影响

B. 颈、肩部严重强直,服药仍有静止性强直

C. 臀部开始屈曲,头前屈达 15cm,双侧手上抬,但低于腰部

D. 震颤幅度 2.5cm,见于静止时的头部、肢体、行走或指鼻时手有震颤

E. 步幅 15~30cm,两侧足跟开始重踏

14. 有关关节活动度的训练中叙述**正确**的是

A. 俯卧位,一肘支撑,另一只手向前上方伸手取物

B. 俯卧位,肘支撑缓慢过渡到手支撑,挺起上身而骨盆以下紧贴床面

C. 坐位,外展肩部,屈肘用手掌触后脑勺,再弯腰伸肘,尽力触对侧足尖,左右交替

D. 站立位,双手平举支撑于墙面上做前后方迈步的训练

E. 站立位,面靠墙,身体紧贴墙壁,双手向上沿墙壁尽量摸高

15. 有关移动和转移的叙述中**错误**的是

A. 座椅选择最适合患者身体放松、进食、伏案工作的高度

B. 座椅转移困难者,适当调高座椅后腿高度,使座椅稍向前倾,方便患者站起

C. 座椅的靠背要选择可随意伸缩的

D. 患者床的高度要适当,睡衣要轻便不影响身体转动

E. 患者床垫要尽量柔软舒适

（三）问答题

1. 帕金森病的改善运动能力的训练有哪些?

2. 帕金森病的改善和维持日常生活能力的训练有哪些?

四、参考答案

(一)名词解释

帕金森病:是以静止性震颤、肌强直、运动迟缓等为特征表现的神经系统变性疾病。

(二)选择题

【A1 型题】

1. E 2. E 3. A 4. D

【A2 型题】

5. A 6. A

【B 型题】

7. B 8. C 9. D 10. A 11. D 12. E

【X 型题】

13. ACE 14. ACDE 15. ABD

(三)问答题

1. 帕金森病的改善运动能力的治疗有哪些?

答:(1)肌肉放松训练:有助于牵张紧张的肌肉,预防挛缩。

(2)关节活动度训练:主要是由患者自主进行训练,可在不同体位下做练习。

(3)运动协调性训练:主要用于改善躯干、肢体运动的协调控制能力。

(4)平衡训练:通过静态和动态平衡训练,改善患者平衡能力。

(5)步态训练:加快步行速度,加大步幅、步伐基底宽度及起动速度;增加躯干运动与上肢摆动相互交替;提高跟 - 足趾步态模式及重心移动;指定调节行走的程序及练习高跨步。

(6)面舌肌训练:使用按摩、牵拉、手法接触、阻力和语言指令均可促进面部运动。如影响到进食,则应做嘴、颊、咀嚼的开闭动作;冰块刺激也可促进舌、面肌的运动。

(7)呼吸功能训练:可用牵拉肋间肌和阻抗肋间肌运动,以及用上肢本体感觉神经肌肉促进技术手法,对侧对角线屈曲和伸展模式与呼吸运动训练相结合;也可用"人工呼吸"操作手法扩胸训练;还可用语言和触觉刺激来促进呼吸控制能力。另外,还可采用呼吸训练器训练。

(8)物理因子治疗:水疗、热疗、神经肌肉电刺激、生物反馈训练等。

2. 帕金森病的改善和维持日常生活能力的训练有哪些?

答:(1)穿脱衣服:鼓励患者自己穿脱衣裤、系鞋带、系纽扣、拉拉链等动作。患者应选择易穿脱的服饰(重量轻、宽松舒适、易伸缩),穿衣服的层数以不影响关节活动范围、协调活动、坐站转移和精细活动为宜。

(2)个人卫生:选择安全舒适的体位洗澡。抓握牙刷、梳子困难时,可以增加把柄直径,也可以使用电动牙刷。

(3)如厕训练:有意识的练习移入厕所、脱裤、坐下、站起、局部清洁、整理衣裤、冲洗等全部过程。

(4)进食训练:鼓励患者尽量自己完成进食。进食困难者,注意调整食物质地,选择易于咀嚼、吞咽的温热食物,少量多餐。教患者一些适应性技术,减少震颤的影响,如在上肢不靠身体的情况下,使用双手端茶杯,以肘部为轴完成将勺子从盘子放入口中的动作。餐具适当调整,应易于操作,必要时配以辅助器具。

(5)移动和转移:包括各种体位下的转移训练。包括:①座椅转移:座椅选择最适合患者身体放松、进食、伏案工作的高度,有牢靠的椅背,坚实支撑大腿的底座和支撑前臂、方便撑起的扶手。座椅转移困难者,适当调高座椅后腿高度,使座椅稍向前倾,方便患者站起。②床上转移:床上翻身:首先向翻身的方向转动头部,然后屈曲腿用足支撑床面,手跨过躯干用力抓住床缘,随着骨盆的转动完成翻身。卧位转移到坐位:一手抓住床缘,双下肢移向床边,双小腿自然垂于床边,同侧肘用力撑起上身,对侧手用力拉住床边,保持身体稳定坐起。可以抬高床头或在床尾结一根绳子供患者牵拉。

(巩尊科)

第五章
骨关节疾病的社区康复

第一节　颈椎病的康复

一、学习目标

1. **掌握**　颈椎病的定义、病因及发病机制。
2. **熟悉**　颈椎病的分型及各型的症状体征,颈椎病的诊断标准及治疗方法。
3. **了解**　颈椎病常用的康复评定方法及预防。

二、重点和难点内容

（一）概述

颈椎病(cervical spondylosis)是颈椎椎间盘退行性改变及其继发病理改变累及其周围组织结构(神经根、脊髓、椎动脉、交感神经等),出现相应的临床表现。仅有颈椎的退行性改变而无临床表现者则称为颈椎退行性改变。颈椎间盘退行性病变及由此继发的椎间关节退变是本病的发病基础。

（二）康复评定

1. **临床分型**　颈椎病分为颈型(又称软组织型)、神经根型、脊髓型、交感型、椎动脉型、其他型(目前主要指食管压迫型)。如果两种以上类型同时存在,称为"混合型"。

（1）颈型颈椎病:颈型(又称软组织型)颈椎病患者多较年轻,为颈椎病早期型。该型是在颈部肌肉、韧带、关节囊急、慢性损伤,椎间盘退化变性,椎体移位,小关节错位等的基础上,机体受风寒侵袭、感冒、疲劳、睡眠姿势不当或枕高不适宜,使颈椎过伸或过屈,颈项部某些肌肉、韧带、神经受到牵张或压迫所致。

（2）神经根型颈椎病:神经根型颈椎病是由椎间盘突出、关节囊移位、骨质增生或骨赘形成等原因在椎管或椎间孔处刺激和压迫颈神经根所致。

（3）脊髓型颈椎病:主要由于脊髓受到压迫或刺激而出现感觉、运动和反射障碍,特别是出现双下肢的肌力减弱是诊断脊髓型颈椎病的重要依据。

（4）交感型颈椎病:该型是由于椎间盘退变或外力作用导致颈椎出现节段性不稳定,从而对颈部的交感神经节以及颈椎周围的交感神经末梢造成刺激,产生交感神经功能紊乱。

（5）椎动脉型颈椎病:该型是由于各种机械性与动力性因素致使椎动脉遭受刺激或压迫,以致血管狭窄、折曲而造成以椎 - 基底动脉供血不全为主要综合征的一类疾病。

（6）混合型颈椎病:常以某一类型为主,其他类型不同程度地合并出现,病变范围不同,其临床表现也各异。

2. 临床诊断标准

（1）颈型颈椎病：具有典型的落枕史及上述颈部症状、体征；影像学检查可正常或仅有生理曲度改变或轻度椎间隙狭窄，少有骨赘形成。

（2）神经根型颈椎病：具有根性分布的症状（麻木、疼痛）和体征；椎间孔挤压试验或（和）臂丛牵拉试验阳性；影像学所见与临床表现基本相符合；排除颈椎外病变（胸廓出口综合征、网球肘、腕管综合征、肘管综合征、肩周炎、肱二头肌长头腱鞘炎等）所致的疼痛。

（3）脊髓型颈椎病：出现颈脊髓损害的临床表现；影像学显示颈椎退行性改变、颈椎管狭窄，并证实存在与临床表现相符合的颈脊髓压迫；除外进行性肌萎缩性脊髓侧索硬化症、脊髓肿瘤、脊髓损伤、继发性粘连性蛛网膜炎、多发性末梢神经炎等。

（4）交感型颈椎病：诊断较难，目前尚缺乏客观的诊断指标。出现交感神经功能紊乱的临床表现，影像学显示颈椎节段性不稳定。对部分症状不典型的患者，如果行星状神经节封闭或颈椎高位硬膜外封闭后，症状有所减轻，则有助于诊断。除外其他原因所致的眩晕：①耳源性眩晕；②眼源性眩晕；③脑源性眩晕；④血管源性眩晕；⑤其他原因，如糖尿病、神经症、过度劳累、长期睡眠不足等引起的眩晕。

（5）椎动脉型颈椎病：曾有猝倒发作，并伴有颈性眩晕；旋颈试验阳性；影像学显示节段性不稳定或钩椎关节增生；除外其他原因导致的眩晕；颈部运动试验阳性。

3. 影像学及其他检查 X线检查是颈椎损伤及某些疾患诊断的重要手段，也是颈部最基本、最常用的检查技术。

颈椎CT可以显示出椎管的形状及后纵韧带骨化症的范围和对椎管的侵占程度。脊髓造影配合CT检查可显示硬膜囊、脊髓和神经根受压的情况。

颈部磁共振检查则可以清晰地显示出椎管内、脊髓内部的改变及脊髓受压部位及形态改变，对于颈椎损伤、颈椎病及肿瘤的诊断具有重要价值。

经颅彩色多普勒等可探查基底动脉血流、椎动脉颅内血流，推测椎动脉缺血情况，是检查椎动脉供血不足的有效手段，也是临床诊断颈椎病，尤其是椎动脉型颈椎病的常用检查手段。椎动脉造影和椎动脉"B超"对诊断有一定帮助。

4. 康复评定指标 ①颈椎关节活动度评定；②颈部肌力评定；③疼痛评定；④日常生活活动能力评定。

（三）康复治疗

1. 各型颈椎病的治疗原则

（1）颈型颈椎病的康复治疗：以非手术方法治疗为主。牵引、按摩、理疗、针灸均可。理疗常用超短波、中频或低频电刺激、直流电离子导入疗法等。

（2）神经根型颈椎病的康复治疗：仍以非手术治疗为主。牵引有明显的疗效，药物治疗也较明显。推拿治疗切忌操作粗暴而引起意外。

（3）脊髓型颈椎病的康复治疗：先试行非手术疗法，如无明显疗效应尽早手术治疗。该类型较重者禁用牵引治疗，特别是大重量牵引，手法治疗多视为禁忌证。

（4）椎动脉型颈椎病的康复治疗：以非手术治疗为主。90%的病例均可获得满意疗效。具有以下情况者可考虑手术：有明显的颈性眩晕或猝倒发作；经非手术治疗无效者；经动脉造影证实者。

（5）混合型颈椎病的康复治疗：混合型颈椎病临床表现复杂，但常以某种类型为主要表现，除比较严重的脊髓受压的情况外，其他表现应以非手术治疗为主。

2. **治疗方法** ①休息；②颈托；③药物治疗；④注射疗法；⑤物理因子治疗；⑥颈椎牵引治疗；⑦针灸疗法；⑧推拿和手法治疗；⑨运动疗法；⑩手术治疗；⑪自我锻炼；⑫合适的枕头；⑬颈椎病预防。

三、习题

（一）名词解释

1. 颈椎病
2. 脊髓型颈椎病

（二）填空题

1. 颈椎病临床上分为颈型（又称软组织型）、_____、_____、_____、椎动脉型、其他型（目前主要指食管压迫型）。如果两种以上类型同时存在，称为_____。

2. 颈椎病康复评定指标包括：颈椎关节活动度评定、_____、_____和日常生活活动能力评定。

（三）单项选择题

【A1 型题】

1. 颈椎牵引治疗效果最佳的颈椎病类型是

  A. 神经根型   B. 椎动脉型   C. 脊髓型

  D. 混合型   E. 交感神经型

2. 与脊髓型颈椎病**无关**的是

  A. 下肢发紧、发麻、行走困难

  B. 上肢发麻，手部肌力弱

  C. 大小便障碍

  D. 压顶及牵拉试验阳性

  E. 不规则躯干和下肢感觉障碍，腱反射亢进，肌张力增高

3. 颈椎病发生的基本原因是

  A. 颈椎间盘退行性变   B. 发育性颈椎管狭窄   C. 急性颈部损伤

  D. 颈部肌肉痉挛   E. 颈椎不稳

4. 关于颈椎病的分型**不正确**的是

  A. 神经根型颈椎病   B. 脊髓型颈椎病

  C. 副交感神经型颈椎病   D. 颈型颈椎病

  E. 椎动脉型颈椎病

5. **不是**颈部检查方法的是

  A. 椎间孔挤压（Spurling）试验   B. 臂丛神经牵拉试验

  C. 压顶（Jackson）试验   D. 抽屉试验

  E. 斜角肌试验

6. 椎动脉型颈椎病最突出的临床表现为

  A. 眩晕   B. 闪电样锐痛   C. 猝倒

  D. 持物不稳   E. 耳鸣耳聋

7. 神经根型颈椎病的最主要临床表现为

  A. 颈肩活动受限   B. 放射性疼痛和手指麻木   C. 头晕头痛

D. 持物不稳   E. 肱二头肌肌腱反射消失

8. 脊髓型颈椎病最重要的诊断依据为

     A. 头痛头晕   B. 双上肢麻木

     C. 眼痛、面部出汗失常   D. 四肢麻、无力,病理反射(+)

     E. 肢体发凉,无或少

9. 颈椎侧屈时同侧上肢疼痛加重提示

     A. 肌肉损伤   B. 关节疾患   C. 肌张力增高

     D. 椎动脉受压   E. 神经根受压

10. 椎动脉扭曲试验阳性应考虑的颈椎病类型是

     A. 颈型   B. 脊髓型   C. 椎动脉型   D. 神经根型   E. 交感型

11. 发病率最高的颈椎病类型是

     A. 颈型   B. 脊髓型   C. 椎动脉型   D. 神经根型   E. 交感型

12. 颈椎病的临床分型依据是

     A. 发病过程   B. 受累结构组织   C. 症状严重程度

     D. 症状是否自行缓解   E. 影像学表现

13. 最容易受钩椎关节退变影响的结构是

     A. 椎间静脉   B. 脊髓   C. 椎动脉   D. 神经根   E. 交感神经

【A2 型题】

14. 男性,45 岁,因右上肢放射痛伴手指麻木,动作不灵活 2 年就诊,检查发现颈肩部压痛。神经牵拉试验及压头试验阳性,右上肢桡侧皮肤感觉减退,握力减弱,肌张力减低,最可能的诊断是

     A. 交感神经型颈椎病   B. 脊髓型颈椎病   C. 椎动脉型颈椎病

     D. 神经根型颈椎病   E. 混合型颈椎病

15. 女性,56 岁,1 个月颈肩痛,并向右手放射,右手拇指痛觉减弱,肱二头肌肌力弱。初步诊断是

     A. 颈椎病   B. 肩周炎   C. 肩袖综合征

     D. 臂丛神经炎   E. 颈部劳损

16. 男性,47 岁,颈部活动受限、颈肩部疼痛 10 年,加重伴右上肢放射痛 1 周入院。入院查体:颈 4~7 棘突及右侧压痛,右臂丛牵拉试验(+),Hoffmann 征(-)。X 线示:颈 4~7 轻度骨质增生,生理曲度变直。该患者最可能的诊断是

     A. 落枕   B. 颈肌筋膜炎   C. 神经根型颈椎病

     D. 脊髓型颈椎病   E. 椎动脉型颈椎病

17. 男性,60 岁,双下肢无力 7 年。患者 7 年前无明显诱因下出现双下肢疲乏,呈进行性加重,伴步态不稳,如"脚下踩棉花感",双上肢沉重、无力。查体:颈椎生理曲度变直,C4~6 棘旁压痛,双下肢肌张力增高,膝、踝反射亢进,Hoffmann 征(+),踝阵挛(+)。X 线示:颈椎退行性变。该患者的初步诊断是

     A. 颈型颈椎病   B. 脊髓型颈椎病   C. 神经根型颈椎病

     D. 椎动脉型颈椎病   E. 交感型颈椎病

【B 型题】

（18~21 题共用备选答案）

A. 神经根型颈椎病

B. 椎动脉型颈椎病

C. 脊髓型颈椎病

D. 交感型颈椎病

E. 颈型颈椎病

18. "猝倒"常见于

19. "脚踩棉花感"常见于

20. "胸闷、心悸"常见于

21. "上肢放射性疼痛、麻木"常见于

（22~25 题共用备选答案）

A. 0~45°

B. 0~50°

C. 0~60°

D. 0~70°

E. 0~80°

22. 颈椎前屈的正常值为

23. 颈椎后伸的正常值为

24. 颈椎左右旋转的正常值为

25. 颈椎左右侧屈的正常值为

（四）问答题

1. 各型颈椎病的治疗原则是什么？

2. 脊髓型颈椎病的临床诊断标准是什么？

四、参考答案

（一）名词解释

1. **颈椎病**：是颈椎椎间盘退行性改变及其继发病理改变累及其周围组织结构（神经根、脊髓、椎动脉、交感神经等），出现相应的临床表现。

2. **脊髓型颈椎病**：主要由于脊髓受到压迫或刺激而出现感觉、运动和反射障碍，特别是出现双下肢的肌力减弱是诊断脊髓型颈椎病的重要依据。

（二）填空题

1. 神经根型　脊髓型　交感型　混合型

2. 颈部肌力评定　疼痛评定

（三）选择题

【A1 型题】

1. A　2. D　3. A　4. C　5. D　6. A　7. B　8. D　9. E　10. C　11. D　12. B　13. C

【A2 型题】

14. D　15. A　16. C　17. B

【B 型题】

18. B 19. C 20. D 21. A 22. C 23. B 24. D 25. B

（四）问答题

1. 各型颈椎病的治疗原则是什么？

答:（1）颈型颈椎病:以非手术方法治疗为主。牵引、按摩、理疗、针灸均可。理疗常用超短波、中频或低频电刺激、直流电离子导入疗法等。

（2）神经根型颈椎病:仍以非手术治疗为主。牵引有明显的疗效,药物治疗也较明显。推拿治疗切忌操作粗暴而引起意外。

（3）脊髓型颈椎病:先试行非手术疗法,如无明显疗效应尽早手术治疗。该类型较重者禁用牵引治疗,特别是大重量牵引,手法治疗多视为禁忌证。

（4）椎动脉型颈椎病:以非手术治疗为主。90% 的病例均可获得满意疗效。具有以下情况者可考虑手术:有明显的颈性眩晕或猝倒发作;经非手术治疗无效者;经动脉造影证实者。

（5）混合型颈椎病:混合型颈椎病临床表现复杂,但常以某种类型为主要表现,除比较严重的脊髓受压的情况外,其他表现应以非手术治疗为主。

2. 脊髓型颈椎病的临床诊断标准是什么？

答:出现颈脊髓损害的临床表现;影像学显示颈椎退行性改变、颈椎管狭窄,并证实存在与临床表现相符合的颈脊髓压迫;除外进行性肌萎缩性脊髓侧索硬化症、脊髓肿瘤、脊髓损伤、继发性粘连性蛛网膜炎、多发性末梢神经炎等。

（黄国志）

第二节　肩周炎的康复

一、学习目标

1. **掌握**　肩周炎患者康复评定、社区康复治疗及康复预防。
2. **熟悉**　肩周炎的康复目标及康复评定。
3. **了解**　肩周炎患者的转介服务。

二、重点和难点内容

（一）概述

1. 概念　肩周炎又称肩关节周围炎,是指以肩痛和肩关节运动功能障碍为主要临床表现的综合征。肩周炎好发于 40~70 岁的中老年人,有 2%~5% 的发病率,女性较男性多见。肩周炎的病因迄今不明,因该病多发于 50 岁以上的中老年人,且具有一定的自愈倾向。因此,有学者认为该病可能与自身免疫及内分泌失调有关。但因肩关节的慢性劳损、退变、外伤、颈椎疾患,以及影响肩部活动过少等因素引发的肩周炎并不鲜见。

2. 临床分期　肩周炎的临床分期大致可分为三个阶段:①急性期:主要临床表现为肩关节周围的疼痛,疼痛多局限于肩关节的前外侧,可延伸至三角肌的抵止点。疼痛剧烈,夜间加重,甚至因此而影响睡眠,持续时间为 10~36 周。②冻结期:又称粘连期,在该期患者疼痛症状可减轻,但压痛范围仍较为广泛。此期肩关节周围软组织广泛粘连、挛缩,呈"冻结"状态,该期的持续时间为 4~12 个月。③缓解期:该期不仅疼痛逐渐消减,而且随着日常生活、劳动及各种治疗措施的进行,肩关节的活动范围逐渐增加,肩关节周围关节囊等软组织的挛缩、粘连逐渐消除,大多数患者的肩关节功能恢复到正常或接近正常。持续时间为 5~26 个月。

(二)康复目标

肩周炎急性期主要以肩部疼痛为主,减轻和消除疼痛问题是康复治疗的重要目标,也是患者的迫切要求。肩关节活动障碍是导致患者日常生活活动能力下降的主要原因,往往对日常生活和工作影响很大,解除肩关节功能障碍是康复的最终目标。

(三)康复评定

1. 疼痛测定 常用的评定量表有口述分级评定法、视觉模拟评分法、数字评分法、McGill疼痛调查表。

2. 关节活动度和肌力测定 采用测角器测量肩关节活动度及徒手肌力方法测试肩周肌力。

3. ADL 能力评定 主要包括穿脱上衣、如厕、个人卫生及洗漱等日常活动。

4. Gonstant-Murley 法 是一个全面、科学而又简便的方法。总分为 100 分,共包括四个部分,即疼痛 15 分、日常生活活动 20 分、关节活动度 40 分、肌力 25 分。

5. 心理评定 采用 Zung 焦虑自评量表和抑郁自评量表评定患者的心理状态。

(四)康复治疗

1. 治疗时机 肩周炎的病因、病理尚未完全清楚,临床上对肩周炎的治疗目前尚无特效方法。但如诊断及时、治疗得当,可使病程缩短,功能及早恢复。因此,治疗时机的选择尤为重要。①急性期:减轻疼痛,缓解肌肉痉挛,加速炎症吸收;②冻结期:解除粘连,改善肩关节活动功能;③缓解期:主要加强肩关节的自我功能锻炼,继续改善肩关节的运动功能。

2. 治疗措施

(1)物理因子治疗:急性期可用超短波、微波等以促进肩部血液循环,消除炎症和解除肌肉痉挛。缓解期可加用低、中频,以松解粘连,锻炼肌肉,促进功能恢复。

(2)局部封闭:对疼痛明显并有固定压痛点者,常用醋酸泼尼松龙 0.5~1.0ml,加 1% 普鲁卡因 2~5ml,作痛点注射,每周 1 次,2~3 次为 1 个疗程。

(3)运动疗法:运动疗法是治疗肩周炎的最主要方式。通过功能锻炼,可促进血液循环和局部营养代谢,松解粘连,增大关节活动范围,增强肌力、耐力,防治肌肉萎缩。急性期以被动运动为主,冻结期要主、被动运动相结合,缓解期更加强调主动运动功能训练。

运动训练原则:①锻炼时保持脊柱正直;②全范围运动;③最大限度活动;④长期坚持等。

常用训练方法:

1)徒手操训练:①手指爬墙;②背后助拉;③原地云手;④耸肩环绕;⑤双手托天;⑥托肘内收;⑦摆动练习;⑧后伸下蹲等。

2)棍棒训练:①前上举;②侧上举;③后上提;④棍后置;⑤大回环等。

3)火棒训练:①前后摆动;②左右摆动;③单臂绕环等。

4)肋木训练:①正向肋木下蹲;②侧立肋木下蹲;③背向肋木下蹲等。

5)滑轮训练:①前拉;②侧拉;③前后拉等。

6)拉力器训练:①向后拉;②向前拉;③内收拉;④肩上拉等。

(4)关节松动术:依据肩关节的解剖特点和其病变位置分别做肩肱关节的分离,长轴牵引,向头侧滑动,前屈向足侧滑动,外展向足侧滑动,前后向滑动,外展摆动,侧方滑动,水平内收摆动,后前向转动,内旋摆动及松动肩胛骨,每次 20 分钟,每日 1 次,10 次为 1 个疗程。

手法施用时应尽量通过身体的移动使力量作用到关节,作用力要均匀、持续、适度。若仅表现为疼痛,则选用Ⅰ~Ⅱ级手法,如果疼痛同时伴有关节僵硬则需给予Ⅲ级手法,有粘连和肌挛缩则需要Ⅳ手法。

(5)作业疗法:运用作业疗法的目的是消除肩关节运动障碍、改善肩关节活动度。它可在很大程度上提高患者自我治疗的兴趣和自觉性,其强度、时间、间歇次数应根据患者肩关节的功能状况、改善程度和年龄等因素进行灵活调整。具体方法如下。

1)改善肩关节内、外旋功能:①采取肩关节 90° 外展位、肩关节 0° 位和肩关节 90° 前屈位,进行挂线作业疗法;②肩关节 90° 外层位,利用上肢的上下惯力进行打捶作业疗法;③肩关节 0° 位,进行长梭子穿梭纬线织物作业疗法;④肩关节 90° 前屈位,进行编织、打结等各项作业疗法。

2)改善肩关节外展功能:①通过纺织作业疗法或者利用长梭子穿梭作业疗法;②利用滑轮重锤装置,增加在纺织作业过程中肩部外展时的阻力,以改善肩关节外展功能。

3)改善肩关节上举功能:可进行屏风形棋盘游戏,在屏风形棋盘的格子当中有突起的栓子,可以在栓子上挂上环形的棋子。

(6)肌内效贴的应用:肌内效贴治疗肩周炎在临床上已被证实安全、有效。贴扎目的是缓解疼痛,改善局部循环,改善感觉输入,促进肩部活动。

(7)心理治疗:干预措施有疾病知识的教育、心理的支持和疏导、自我放松的技术、心理应激的处理以及心理咨询等。

(8)药物治疗:临床中最常用的口服药物为非甾体抗炎药,选择性 COX-2 抑制剂和对乙酰氨基酚也有很好的疗效。一部分肌肉松弛剂和中药制剂也有一定的疗效。外用的药物有各种局部止痛的擦剂和膏药。

(9)传统疗法:包括针灸、推拿、拔火罐等。

(五)转介服务

转介服务是肩周炎患者社区康复的重要工作之一,许多肩周炎患者在二、三级医院门诊就诊,对适合在社区康复治疗的患者应及时转介到社区,以减少医疗成本;对经社区康复手段治疗效果不佳的患者,应转介到二、三级医院诊治;对有就业需求的患者,应帮助其转介到劳动就业部门安排恰当的工作。

(六)康复预防

预防措施有:①坚持体育锻炼,增强体质,提高抗病能力;②工作中注意遵守安全操作规程,避免损伤肩部;③注意保暖,避免肩部受凉;④对易引起继发性肩周炎的患者,应尽早进行肩关节的主、被动运动;⑤避免长期的不良姿势造成肩部慢性损伤;⑥坚持合理的肩部运动,以增强肩关节周围肌肉和肌腱的强度;⑦老年人要加强营养,补充钙质;⑧对已发生肩周炎的患者,除积极治疗患侧外,还应对健侧进行预防。

三、习题

(一)名词解释

1. 肩周炎
2. Gonstant-Murley 评定法

（二）填空题

1. 肩周炎的运动训练原则主要包括：_____、_____、_____、长期坚持等。

2. 肩周炎作业疗法可在很大程度上提高患者自我治疗的兴趣和自觉性，其强度、_____、_____，应根据患者肩关节的功能状况、改善程度和年龄等因素进行灵活调整。

（三）选择题

【A1 型题】

1. 肩周炎的临床分期，依次分为
   A. 急性期、冻结期、缓解期
   B. 疼痛期、缓解期、冻结期
   C. 冻结期、疼痛期、缓解期
   D. 肿胀期、冻结期、缓解期
   E. 急性期、肿胀期、缓解期

2. 肩周炎冻结期的康复目标是
   A. 消除肩关节肿胀
   B. 缓解肩关节疼痛
   C. 提高日常生活能力
   D. 改善肩关节活动度
   E. 减轻精神负担重

3. 肩周炎急性期的持续时间是
   A. 5~8 周　　B. 8~10 周　　C. 20~30 周　　D. 30~40 周　　E. 10~36 周

4. 有关肩周炎的处理方法，错误的是
   A. 功能锻炼　　B. 物理治疗　　C. 局部封闭
   D. 自愈性疾病，无需治疗　　E. 非甾体类抗炎药

5. 对肩周炎的治法，不正确的是
   A. 理疗　　B. 按摩　　C. 封闭
   D. 服用非甾体类抗炎药　　E. 限制肩关节活动

6. 肩周炎的发病率是
   A. 2%~5%　　B. 5%~10%　　C. 10%~15%　　D. 5%~12%　　E. 5%~8%

【A2 型题】

7. 患者男性，60 岁，自诉肩周疼痛 5 个月余，肩部活动后疼痛加重，夜间易痛醒，不能梳头和穿脱衣服。体检：肩关节前方有明显压痛，肩关节外展、外旋及受臂上举明显受限并使疼痛加重。肩部 X 线检查未见异常。该患者应诊断为
   A. 冈上肌肌腱炎　　B. 肩峰下滑囊炎　　C. 肩胛袖肌腱炎
   D. 肩周炎　　E. 颈肌筋膜炎

8. 患者女性，55 岁，患肩周炎近 1 年，为改善其肩关节功能障碍，最好的治疗方法是
   A. 超短波　　B. 红外线　　C. 肩关节封闭
   D. 功能锻炼　　E. 肩部按摩

【B 型题】

（9~11 题共用备选答案）
   A. 主动运动
   B. 被动运动
   C. 主、被动运动结合
   D. 共同运动
   E. 协同运动

9. 肩周炎急性期的运动方式

10. 肩周炎冻结期的运动方式

11. 肩周炎缓解期的运动方式

（12~14 题共用备选答案）

A. Ⅰ级手法

B. Ⅱ级手法

C. Ⅰ~Ⅱ级手法

D. Ⅲ级手法

E. Ⅳ级手法

12. 肩周炎在肩关节急性疼痛期使用的关节松动手法是

13. 肩周炎在肩关节疼痛伴有关节僵硬时使用的关节松动手法是

14. 肩周炎在肩关节粘连和肌挛缩时使用的关节松动手法是

【X 型题】

1. 有关肩周炎的治疗,叙述正确的是

A. 镇痛、恢复肩关节功能为目的   B. 急性期消炎止痛

C. 缓解期恢复肩关节功能   D. 急性期主动锻炼

E. 冻结期手法松动治疗

2. 肩关节的运动训练原则包括

A. 锻炼时保持脊柱正直   B. 全范围运动

C. 最大限度活动   D. 长期坚持

E. 尽量超关节生理范围活动

3. 肩周炎徒手操训练包括

A. 手指爬墙   B. 背后助拉   C. 原地云手   D. 双手托天   E. 摘星换月

4. 改善肩关节外展的作业疗法有

A. 挂线   B. 纺织   C. 穿梭

D. 屏风形棋盘游戏   E. 滑轮重锤装置

5. 属于肩周炎症状、体征的是

A. 肩关节周围疼痛   B. 肩关节活动受限   C. 手指麻木、无力

D. 肩关节周围有压痛点   E. 急性期夜间疼痛加重

（四）问答题

1. 试述肩周炎的社区康复目标。

2. 试述肩周炎的临床分期。

3. 肩周炎的康复预防措施有哪些?

四、参考答案

（一）名词解释

1. **肩周炎**:肩周炎又称肩关节周围炎,是指以肩痛和肩关节运动功能障碍为主要临床表现的综合征。肩周炎好发于 40~70 岁的中老年人,有 2%~5% 的发病率,女性较男性多见。

2. **Gonstant-Murley 评定法**:是一个对肩周炎全面、科学而又简便的评价方法,总分为 100 分。其共包括四个部分,即疼痛 15 分、日常生活活动 20 分、关节活动度 40 分、肌力 25 分。

其中 35 分(疼痛 15 分、ADL 20 分)来自患者主诉的主管感觉;65 分(ROM 40 分、肌力 25 分)来自医生的客观检查。

（二）填空题

1. 锻炼时保持脊柱正直　全范围运动　最大限度活动
2. 时间　间歇次数

（三）选择题

【A1 型题】

1. A　2. D　3. E　4. D　5. E　6. A

【A2 型题】

7. D　8. D

【B 型题】

9. B　10. C　11. A　12. C　13. D　14. E

【X 型题】

1. BCE　2. ABCD　3. ABCD　4. BCE　5. ABDE

（四）问答题

1. 试述肩周炎的社区康复目标。

答:肩周炎急性期主要以疼痛为主,减轻和消除疼痛问题是康复治疗的重要目标。肩关节活动障碍是导致患者日常生活活动能力下降的主要原因,解除肩关节功能障碍是康复的最终目标。另外,肩周炎患者因疼痛及功能障碍造成情绪波动,严重者可产生焦虑或抑郁,如病程迁延较长则可能产生悲观失望。因此,在解决疼痛及功能障碍的同时,要消除患者的心理障碍。

2. 试述肩周炎的临床分期。

答:肩周炎的临床分期大致可分为三个阶段:①急性期:该期主要的临床表现为肩关节周围的疼痛,疼痛多局限于肩关节的前外侧,可延伸至三角肌的抵止点。疼痛剧烈,夜间加重,甚至因此而影响睡眠,持续时间为 10~36 周。②冻结期:该期患者疼痛症状减轻,但压痛范围仍较为广泛。因疼痛所致的肌肉保护性痉挛造成的关节功能受限,使肩关节周围软组织广泛粘连、挛缩,呈"冻结"状态,该期的持续时间为 4~12 个月。③缓解期:该期不仅疼痛逐渐消减,而且随着日常生活,劳动及各种治疗措施的进行,肩关节的活动范围逐渐增加,肩关节周围关节囊等软组织的挛缩、粘连逐渐消除,大多数患者的肩关节功能恢复到正常或接近正常。持续时间为 5~26 个月。

3. 肩周炎的康复预防措施有哪些?

答:预防措施有:①坚持体育锻炼,增强体质,提高抗病能力;②工作中注意遵守安全操作规程,避免损伤肩部;③注意保暖,避免肩部受凉;④对易引起继发性肩周炎的患者(如糖尿病、颈椎病、肩部和上肢损伤、胸部外科手术以及神经系统疾病),应尽早进行肩关节的主、被动运动;⑤避免长期的不良姿势造成肩部慢性损伤;⑥坚持合理的肩部运动,以增强肩关节周围肌肉和肌腱的强度;⑦老年人要加强营养,补充钙质,防止骨质疏松脱钙,增强肩关节的稳定性。⑧对已发生肩周炎的患者,除积极治疗患侧外,还应对健侧进行预防。

（赵　凯）

第三节 腰椎间盘突出症的康复

一、学习目标

1. **掌握** 腰椎间盘突出症的定义、临床表现、不同时期的康复治疗。
2. **熟悉** 腰椎间盘突出症的康复评定,腰椎核心肌群激活运动和稳定训练。
3. **了解** 腰椎间盘突出症的社区预防。

二、重点和难点内容

(一)概述

腰椎间盘突出症主要是指腰椎间盘的纤维环破裂,髓核组织突出压迫和刺激脊神经根或马尾神经引起的腰痛、下肢痛或膀胱、直肠功能障碍等一系列症状和体征。

(二)康复目标

急性期康复目标是减轻疼痛,恢复基本的日常生活活动;恢复期、慢性期康复目标是维持和提高功能,尽可能恢复日常的工作与劳动,预防复发。

(三)康复评定

1. **病史总结** 包括患者一般情况身高、体重、目前职业及生活状态、诱发因素、病程、相关检查结果、既往治疗情况及效果、既往疾病史等。

2. **功能评定** 对患者目前的功能障碍进行系统的评估,为康复治疗计划的制订提供依据。包括疼痛的评定、肌力评定、神经功能的评定、关节活动度的评定、步态评定、心理评定等。

3. **活动与参与能力的评定** Oswestry 功能不良指数(the Oswestry disability index,ODI)主要包括疼痛程度、个人照顾、提物、行走、坐位、站立、睡眠、性生活、社交活动和旅行。

4. **环境的评定** 包括工作环境、社会保障服务体制和政策,劳动就业服务体制和政策,亲属的态度、卫生专业人员的态度、社会的态度等。腰椎间盘突出症患者大多为青壮年,工作环境的评定尤为重要,如患者工作所需的躯体功能水平、工作的特点、人体工程学分析如活动空间、座椅与工作台设计等。

5. **康复预后** 通常急性期(有持续或间歇的神经根炎性水肿症状)缓解时间约为 1 个月,80%~90% 的患者经保守治疗痊愈,部分患者可发展为慢性疼痛;10% 的患者需要手术治疗。

(四)康复治疗

1. **急性期的康复治疗**

(1)休息和采取功能性姿势:急性期卧床休息可减轻疼痛,卧床休息时间不宜超过 2~3 天,且卧床期间应适度活动。腰椎间盘因突出的方向、位置与神经根的关系不同及是否同时伴发椎管狭窄等决定某种姿势,可减轻对神经根、局部组织的压迫而缓解疼痛,这种姿势称为功能性姿势,可随病程而变化。腰椎间盘突出症患者常见的功能性姿势可分为:①伸直倾向:即患者在脊柱伸直姿势下症状减轻;②屈曲倾向:即患者在脊柱屈曲姿势下症状减轻,而在伸直的情况下加剧;③非承重倾向:即患者在非承重姿势下,可缓解症状。

(2)物理因子治疗:可采用无热量超短波,低、中频电疗。

(3)腰椎牵引:在急性期,可根据患者对牵引的反应决定是否采取和继续牵引治疗,一般首次剂量应小,采取功能性体位、牵引时间要短。

（4）悬吊和水中运动：可以以简易的悬吊方式进行行走训练或水中运动,减少卧床带来的负面作用。

（5）药物治疗：常用的为非甾体类抗炎药、肌松类、皮质类固醇及神经营养类药物。

（6）基础脊柱核心稳定训练：在患者可以承受的情况下,尽早进行基本的脊柱核心肌训练。其意义在于学会核心肌群的前馈控制,保持脊柱中立位姿势,将这一理念贯穿到日常生活活动中,以减轻急性期症状。主要有缩腹运动、骨盆倾斜运动。

（7）功能性活动指导：主要包括翻身、仰卧到坐、坐到站、上下轿车、行走。

（8）手法治疗：主要包括传统中医手法、正脊手法、Mckenzie 脊柱力学治疗法和 Maitland 脊柱关节松动术。如对于有伸直倾向的患者,采用伸直姿势可使症状向心化,可采取 Mckenzie 脊柱力学治疗法中的脊柱伸直动作技巧进行姿势治疗。

2. 恢复期和慢性期的康复治疗

（1）合理的活动和正确的姿势：鼓励患者参加日常活动及运动如散步、游泳等,但需强调安全的动作和正确的姿势。详见本节腰椎间盘突出症的社区预防。

（2）运动疗法：进行腰椎稳定训练和脊柱的牵伸练习等提高腰背肌和腹肌肌力,增强韧带弹性、改变和纠正异常力线、维持脊柱稳定,提高身体的控制力和平衡性。常用的运动疗法为腰椎稳定性训练进阶,主要包括徒手练习,单一和综合器械练习,如瑞士球、平衡球、平衡板、悬吊绳等。几种基本的练习方法有腹肌稳定性训练、腰背肌稳定性训练、腰方肌稳定性训练。

（五）转介服务

患者在康复治疗过程中,如出现鞍区麻木、大小便功能障碍,或经规范的保守治疗症状不能缓解或加重,应建议患者到骨科就诊,决定是否需要进一步检查和手术治疗。

（六）康复预防

对腰椎间盘突出症高发职业,应分析工作环境及工作方式对脊柱的影响,尽可能予以改善工作环境,制定优化操作方式,提高机械化、自动化程度,降低劳动强度。这些预防原则也适用于日常生活。

1. 搬运作业工人 掌握搬运重物的正确姿势。

2. 办公室工作人员 进行人体工程学评估,改善座椅与工作台的设计,组织进行工间体操,放松肌肉。合理地使用空调。

3. 汽车司机 应把座位适当地移向方向盘,并调整座位与方向盘之间的高度。需要长时间开车时,宜中途停车休息,走出驾驶室,做一些腰部的活动保健体操。

4. 家务劳动 应避免腰部长时间过度屈曲,合理安排中途休息。

三、习题

（一）名词解释

腰椎间盘突出症

（二）填空题

腰椎稳定性训练常见的基本练习方法有_____、_____、_____。

（三）选择题

【A1 型题】

1. 小腿与足的外侧以及足底部痛觉减退,跟腱反射减弱或消失。可初步判定椎间盘突出的部位为

A. L₃~L₄   B. L₄~L₅   C. L₅~S₁   D. L₁~L₂   E. L₂~L₃

2. 腰椎间盘突出症患者急性期最基本的治疗为

     A. 腰椎牵引   B. 卧床休息   C. 消炎镇痛药物

     D. 局部痛点封闭   E. 超短波温热治疗

3. 有关腰椎间盘突出症的治疗方法,**错误**的是

     A. 适当的卧床休息有利于症状缓解

     B. 疼痛严重时可服用解热镇痛药物

     C. 中央型巨大突出,有马尾受压时应住院常规手术

     D. 扩张血管药物可改善脊髓的血液供给

     E. 髓核化学溶解术能促使椎间盘纤维化并缩小

4. 腰椎间盘突出症引起的坐骨神经痛,典型的下肢放射部位是

     A. 整个下肢疼痛   B. 大腿及小腿内侧和足背内侧痛

     C. 大腿后侧、小腿和足背内侧痛   D. 大腿后侧、小腿和足背外侧痛

     E. 大腿和小腿外侧痛,足底部痛

5. 腰椎间盘突出症的早期康复包括

     A. 卧床休息   B. 腰背肌锻炼

     C. A、B 二者均有   D. A、B 二者均无

     E. 临床表现不典型,康复评定意义不大

6. 对腰椎间盘突出症具有诊断意义的是

     A. 间隙性跛行,下肢动脉彩超提示动脉无闭塞

     B. 下肢直腿抬高试验及加强试验阳性

     C. 髋关节外展外旋抗阻力时,下肢放射痛

     D. "4"字试验阳性

     E. 血尿酸增高

【A2 型题】

7. 青年男性,搬重物时出现腰痛及下肢麻木感。查体:腰椎活动度明显受限,直腿抬高试验(+),加强试验(+),股神经牵拉试验(+)。最可能的诊断是

     A. 腰椎间盘突出症   B. 腰椎骨质增生   C. 椎管内肿瘤

     D. 椎管狭窄   E. 腰肌纤维组织炎

8. 一名 50 岁搬运工人因"背部伴下肢疼痛发作"已休假 6 个月。他的疼痛已有改善,但是他认为重新开始搬运工作会让他的疼痛复发。他工作的部门认为他可以进行工作,因此没有资格获得丧失工作能力福利。于是,他来征求您的意见。您的建议是

     A. 向就业和退休保障部提出申诉

     B. 立即恢复往常的工作

     C. 签发一张"医疗状况"证明(疾病 / 健康证明),要求调整工作内容

     D. 向雇主申请提前退休

     E. 可以继续工作,但需要减少工作时间

【X 型题】

1. 下列有关腰椎间盘突出症的说法正确的是

     A. 常见的腰腿痛的疾病

B. 多见于 50 岁以上的年长者,从事体力劳动居多

C. 临床以 L_4~L_5 及 L_5~S_1 两个节段最为多见

D. 发生原因是在椎间盘退行性变的基础上,由于急性或慢性损伤而引起

E. 患者常存在腰背肌和腹肌的减弱,影响了腰椎稳定性,是腰痛迁延难愈的原因之一

2. 腰椎间盘突出症的体征有

A. 脊柱侧凸,可凸出健侧或患侧

B. 突出间隙的棘突旁可有压痛,并向同侧臀部及坐骨神经方向放射

C. 直腿抬高试验和加强试验阳性,跟臀试验阳性

D. 小腿前外侧、足背内侧、蹈趾背伸肌力减弱 . 可初判为 L_3~L_4 椎间盘突出

E. 咳嗽或用力时可使症状加重

(四)问答题

1. 简述腰椎间盘突出症患者功能评定的主要内容。

2. 简述脊柱核心肌群的训练方法。

四、参考答案

(一)名词解释

腰椎间盘突出症主要是指腰椎,尤其是 L_4~L_5、L_5~S_1、L_3~L_4 的纤维环破裂和髓核组织突出,压迫和刺激相应水平的一侧或双侧坐骨神经所引起的一系列症状和体征。

(二)填空题

腹肌稳定性训练　腰背肌稳定性训练　腰方肌稳定性训练

(三)选择题

【A 型题】

1. C　2. B　3. C　4. D　5. C　6. B

【A2 型题】

7. A　8. C

【X 型题】

1. ACDE　2. ABC

(四)问答题

1. 简述腰椎间盘突出症患者功能评定的主要内容。

答:(1)疼痛的评定:椎间盘突出可导致局部神经根张力增大、炎性水肿而表现为腰背痛、下肢放射性神经痛,需要评估疼痛的部位、时间(持续性或间歇性)、程度(VAS 评分法、压力测痛法)、疼痛的加重和缓解方式,由于疼痛与生物、社会、心理多种因素相关,全面的疼痛评估可采用疼痛量表进行评估,如麦吉尔疼痛问卷。

(2)肌力评定:主要包括伸膝、屈膝肌力、踝背屈、跖屈、蹈趾背屈肌力评定。腰背肌、腹肌肌力的评定急性期不宜,慢性因谨慎进行,避免诱发疼痛。

(3)神经功能的评定:由于神经的卡压可出现患肢肌肉萎缩,下肢后外侧和足部麻木,中央型巨大突出者可出现会阴部麻木疼痛、排便及排尿功能障碍,男性性功能障碍。可采用感觉评定及肌电图检查等进行评定。

(4)关节活动度的评定:患者的关节活动受限是功能性的,主要表现为腰椎前屈受限、脊柱侧凸。

（5）步态评定：腰椎间盘突出症步态称为减痛步态，其特点是患肢足尖着地，并尽量缩短患肢支撑期，重心迅速从患肢移向健侧下肢。

（6）心理评定：椎间盘突出症患者以青壮年多见，病情常反复发作，患者可对治疗信心不足，担心失去劳动能力而产生焦虑抑郁，可采用 Zung 抑郁量表等进行评定。

2. 简述脊柱核心肌群的训练方法。

答：主要包括缩腹运动、骨盆倾斜运动、腹肌稳定性训练、腰背肌稳定性训练、腰方肌稳定性训练等。

（唐　梅　陈文华）

第四节　人工关节置换术后的康复

一、学习目标

1. **掌握**　全髋、膝关节置换术后的康复评定；全髋、膝关节置换术后各阶段的康复目的和治疗措施。

2. **熟悉**　全髋、膝关节置换术后的康复目标。

3. **了解**　全髋膝关节置换术后的社区康复预防和转介服务。

二、重点和难点内容

（一）概述

1. **概念**　人工关节置换术是指用人工关节替代和置换病损或损伤的关节，目的是缓解疼痛、矫正畸形、重建一个稳定的关节，恢复和改善关节的运动功能。

2. **常见康复问题**　包括疼痛、关节活动度受限、肌力低下等。

（二）康复目标

（1）训练和加强关节周围的肌群，达到重建关节稳定性的目的。

（2）改善关节置换术后关节的活动范围，保证重建关节的良好功能。

（3）加强对置换关节的保护，延长关节使用的寿命。

（4）获得运动和日常生活能力最大限度地恢复。

（5）降低术后并发症。

（三）康复评定

1. **一般状况评估**　包括患者年龄、营养状况、心肺功能、心理状况等。

2. **手术情况**　包括手术入路、假体的类型、术后假体的位置、固定方法、术中有无截骨或植骨等情况。

3. **伤口情况**　包括有无局部皮肤红、肿、热等感染体征，伤口愈合情况、有无渗出等。

4. **关节肿胀**　用临床试验方法检查关节内、外肿胀情况。

5. **关节活动度**　用量角器测量主、被动关节活动范围。

6. **关节疼痛**　用目测类比评分法评价关节疼痛程度。

7. **X 线检查**　观察假体的位置、关节对线和骨的情况。

8. **肌力评定**　徒手肌力评定下肢肌肉力量及关节稳定程度。

9. **步态分析** 通过步幅、步频、步宽以及行走时摆动相和站立相评测患者的一般步态。

10. **功能性活动能力** 全面评定关节的功能状况、稳定性、活动程度等状况,用 Harris 髋关节评分和 HSS 膝关节评分法评估。

(四)康复治疗

1. 全髋关节置换术后的康复治疗

(1)术后第一阶段(1~3 天)

1)康复目的:促进血液循环,消除肿胀,减轻疼痛;预防手术后肌肉僵硬及萎缩;预防髋关节脱位;预防深静脉血栓的发生;学习肌肉收缩感觉;预防髋关节屈曲挛缩。

2)治疗措施:①冰疗法;②电疗法;③预防髋关节脱位;④踝关节"泵"式往返训练;⑤学习肌肉收缩感觉;⑥关节活动练习等。

(2)术后第二阶段(4 天~2 周)

1)康复目的:避免直立性低血压,鼓励坐起;增进上床和下床活动能力;增进下肢的肌肉力量,由Ⅱ级逐渐训练至Ⅲ级;逐步增进髋关节活动角度,至多不超过屈曲 90°,后伸约 15°。

2)治疗措施:①冰敷;②学习床上翻身、由躺到坐、由坐到站等技巧;③学习使用助行器;④关节活动练习;⑤肌力练习;⑥牵拉练习等。

(3)术后第三阶段(2~4 周)

1)康复目的:持续增强患者下肢的肌肉力量;逐步增进髋关节活动角度和患肢负重。

2)治疗措施:①冰敷;②学习使用助行器或双拐,3 点步行走;③逐渐增加每天下地行走时间;④空踩自行车;⑤负重练习;⑥髋关节活动练习;⑦肌力练习等。

(4)术后第四阶段(4~6 周)

1)康复目的:增进下肢耐力和负重能力;为 6 周后脱离助行器独立行走做准备。

2)治疗措施:①冰敷;②固定自行车练习;③肌力练习;④上下台阶练习;⑤牵拉练习;⑥关节活动练习;⑦负重练习;⑧行走练习;⑨平衡感觉训练等。

(5)术后第五阶段(6~12 周)

1)康复目的:协助患者脱离辅助器具行走,增进平衡及协调能力,并能执行功能性活动。

2)治疗措施:①肌力练习;②上下台阶练习;③牵拉练习;④负重练习;⑤行走练习;⑥平衡训练;⑦步态训练等。

(6)术后第六阶段(12 周之后)

1)康复目的:增加髋关节控制能力;增进心肺适应能力和功能性活动能力;提高步行能力,争取日常生活能力完全自理,以回归职场或从事体育休闲活动为目标。

2)治疗措施:①肌力及耐力练习;②平衡训练;③心肺适应能力训练;④功能性活动训练;⑤步态训练等。

2. 全膝关节置换术后的康复

(1)术后第一阶段(1~3 天)

1)康复目的:消除患肢肿胀,增加屈膝角度,维持膝关节完全伸直和恢复控制膝关节肌肉的控制,预防下肢深静脉血栓。

2)治疗措施:①冰敷;②术后固定;③深呼吸及有效咳嗽训练,预防肺部感染;④踝关节"泵"式往返训练;⑤学习肌肉收缩感觉;⑥床边患肢做直腿抬高运动;⑦关节活动度训练;⑧肢体按摩等。

（2）术后第二阶段（4 天 ~1 周）

1）康复目的：促进伤口愈合，防止肌肉萎缩，改善关节活动度，提高肌力，尽早下床活动。

2）治疗措施：①冰敷；②学习床上翻身、由躺到坐、由坐到站等技巧；③膝关节主动屈伸练习；④肌力训练；⑤直腿抬高训练；⑥负重训练；⑦牵张练习；⑧髌骨滑移活动等。

（3）术后第三阶段（1~2 周）

1）康复目的：重点加强患侧肢体不负重状态下的主动运动，逐步增加患膝的关节活动度，预防膝关节周围肌肉的挛缩及肌力减退。

2）治疗措施：①冰敷；②肌力训练；③直腿抬高训练；④仰卧位，站立位及坐位下主动屈膝训练，巩固完全伸膝；⑤站立位屈膝，提踵练习；⑥负重训练等。

（4）术后第四阶段（2~4 周）

1）康复目的：加强患膝关节周围的肌力，恢复患肢关节活动度、患肢负重能力和平衡能力。

2）治疗措施：①冰敷；②负重训练；③肌力训练；④关节活动度训练；⑤步态训练与平衡训练；⑥ ADL 训练等。

（5）术后第五阶段（第 4~12 周）

1）康复目的：增强患肢关节活动范围及负重能力，提高生活自理能力，争取达到膝关节屈伸活动自如，并有一定的力量和柔韧性，能基本正常行走。

2）治疗措施：①负重训练；②终末伸膝练习；③屈伸膝关节练习；④步行训练；⑤上下楼梯训练；⑥ ADL 训练等。

（6）术后第六阶段（12 周之后）

1）康复目的：增加膝关节控制能力；增进心肺适应能力和功能性活动能力；提高步行能力，争取日常生活能力完全自理，以回归职场或从事体育休闲活动为目标。

2）治疗措施：①心肺适应能力训练；②功能性活动训练等。

（五）转介服务

关节置换术后关节的稳定对患者肢体的功能恢复有着重要作用，特别是髋、膝关节的置换。应根据社区的具体条件，及时做好转介服务。关节置换术后转介的标准为在医学情况稳定前应在医院中进行治疗，医学情况稳定后的功能康复应及时进入社区康复机构中进行，转介服务具有双向性。对生活、学习、就业、婚姻等需求的患者需转介至相关部门提供服务。

（六）康复预防

人工髋、膝关节置换术后的社区康复预防，重点要保护好置换的关节，避免置换后的髋、膝关节脱位。在日常活动或康复训练中，要注意安全，防止摔倒。在日常生活中要注意的问题，如睡姿、坐姿、转移、如厕、洗浴、运动锻炼等，均要在保证置换的关节稳定的状态下进行活动，防止术后脱位、疼痛、假体松动、假体变形及断裂等。

三、习题

（一）名词解释

人工关节置换术

（二）选择题

【A1 型题】

1. 人工髋关节置换术后的早期运动**不包括**

    A. 踝关节主动屈伸练习   B. 股四头肌等张练习   C. 深呼吸练习

D. 步态练习   E. 髋、膝关节屈伸练习

2. 全髋关节置换术的主要指征是

    A. 疼痛,功能未丧失   B. 关节活动性感染   C. 保守治疗无效

    D. 神经病性关节   E. 臀部与转子区疼痛

3. 人工全髋关节置换术后早期**不宜**进行的练习是

    A. 踝关节背伸练习   B. 直腿抬高练习   C. 屈髋练习

    D. 翻身练习   E. 髋关节外展练习

4. 关节置换术后常见的康复问题**不包括**

    A. 疼痛   B. 关节活动度受限   C. 肌力低下

    D. 急性肾衰竭   E. 关节周围肌肉萎缩

5. 关于关节置换术后康复的目标说法**错误**的是

    A. 重建关节稳定性   B. 延长关节使用寿命   C. 降低术后并发症

    D. 改善关节活动范围   E. 增加关节营养功能

6. **不属于** Harris 髋关节评分系统内容的是

    A. 疼痛   B. 功能   C. 畸形

    D. 肌张力   E. 关节活动范围

7. HSS 膝关节评分得分 72 分,表明膝关节功能为

    A. 优   B. 良   C. 中   D. 差   E. 不能判断

8. 全髋关节置换术后,为防止髋关节脱位,处理措施**不妥**的是

    A. 患肢膝下垫枕   B. 双腿之间夹三角垫   C. 髋关节内收、内旋

    D. 髋关节外展   E. 髋关节外旋

9. 全髋关节置换术后,踝关节"泵"式训练的目的是

    A. 防髋关节脱位   B. 缓解疼痛   C. 恢复肌力

    D. 预防深静脉血栓形成   E. 增加关节活动度

10. 全膝关节置换术后,早期康复训练最主要的康复目标**不包括**

    A. 控制肿胀   B. 预防感染   C. 控制疼痛

    D. 增加肌力   E. 促进伤口愈合

【A2 型题】

11. 一名 65 岁患者,右髋疼痛多年,活动受限。经过保守治疗多年,效果不佳,现疼痛无法忍受,步行困难,患者最佳治疗方法是

    A. 股骨头钻孔、植骨   B. 经粗隆旋转截骨   C. 髋关节融合术

    D. 人工髋关节置换术   E. 药物治疗

12. 患者男性,55 岁。左髋关节疼痛 17 个月,且向腹股沟区放射痛,行走跛行,非甾体类药物治疗半年无效。查体:Trendlenburg 征(+),4 字实验(+),左髋 ROM 前屈 95°,后伸 10°,内收 20°,外展 30°。该患者最可能的诊断是

    A. 左髋关节炎   B. 股四头肌断裂   C. 股骨骨折

    D. 髋关节结核   E. 左股骨头坏死

【X 型题】

1. 对于髋关节置换术应避免的危险体位是

    A. 髋屈曲超过 90°   B. 下肢内收超过身体中线   C. 伸髋外旋

D. 屈髋内旋　　　　　　　　E. 下肢中立位

2. 影响下肢关节置换术负重训练的因素包括

　　A. 假体类型　　　　　　　B. 固定方式　　　　　　C. 手术方式

　　D. 关节周围软组织情况　　　E. 患者体力

3. 人工全髋关节置换术后 6 天,康复训练内容包括

　　A. 髋关节伸展练习　　　　　　　B. 髋屈曲练习

　　C. 骨盆左右摇摆练习　　　　　　D. 股四头肌等张练习

　　E. 步态练习

4. 冰敷在人工髋、膝关节术后康复训练中的作用,正确的是

　　A. 局部降温　　B. 防治血栓　　C. 消除肿胀　　D. 镇痛　　E. 提高肌力

5. 全髋关节置换术后的康复目的包括

　　A. 增强肌力　　　　　　　B. 防止粘连　　　　　　C. 缓解痉挛

　　D. 恢复关节活动度　　　　E. 重建关节稳定性

6. 髋、膝关节置换术康复评估内容包括

　　A. 心、肺功能　　　　　　B. 假体的类型　　　　　C. 伤口愈合

　　D. 肌力评定　　　　　　　E. 步态分析

(三) 问答题

1. 人工关节置换术后社区康复的目标是什么?

2. 全髋、膝关节置换术后,最后阶段的康复目的是什么?

3. 全髋关节置换术后,第一阶段的康复目的是什么?

4. 全膝关节置换术后,社区康复日常活动中预防措施有哪些?

四、参考答案

(一) 名词解释

人工关节置换术:是指用人工关节替代和置换病损或损伤的关节,目的是缓解疼痛、矫正畸形、重建一个稳定的关节,恢复和改善关节运动功能的医学技术。人工关节置换术是目前治疗关节强直、严重的骨性关节炎、因外伤或肿瘤切除后形成的大块骨缺损等的有效方法。

(二) 选择题

【A 型题】

　　1. D　2. C　3. B　4. A　5. E　6. D　7. B　8. C　9. D　10. D

【A2 型题】

　　11. D　12. E

【X 型题】

　　1. ABCD　2. ABCDE　3. ABCD　4. ACD　5. ABDE　6. ABCDE

(三) 问答题

1. 人工关节置换术后社区康复的目标是什么?

答:(1) 训练和加强关节周围的肌群,达到重建关节的稳定。

(2) 改善关节置换术后关节的活动范围,保证重建关节的良好功能。

(3) 加强对置换关节的保护,延长关节使用的寿命。

(4) 获得运动和日常生活能力最大限度地恢复。

（5）降低术后并发症。

2. 全髋、膝关节置换术后,最后阶段的康复目的是什么?

答:(1) 增加髋、膝关节控制能力。

(2) 增进心肺适应能力和功能性活动能力。

(3) 提高步行能力,争取日常生活能力完全自理。

(4) 回归职场角色或从事体育休闲活动。

3. 全髋关节置换术后,第一阶段的康复目的是什么?

答:(1) 促进血液循环,消除肿胀,减轻疼痛。

(2) 预防手术后肌肉僵硬及萎缩。

(3) 预防髋关节脱位。

(4) 预防深静脉血栓的发生。

(5) 学习肌肉收缩感觉。

(6) 预防髋关节屈曲挛缩。

4. 全膝关节置换术后,社区康复日常活动中预防措施有哪些?

答:在日常生活中,要使患者保持理想的体重,行走时应使用拐杖或习步架来保护膝关节,避免膝关节过度负担,以减少关节磨损的机会;在坐、站、躺时避免交叉腿和膝,行走时应注意以小步走动来转身,避免扭转膝关节;在家中选择牢固、直背、有扶手的椅子,有利于患者站起或坐下,不要坐在低软的沙发或躺椅上;洗浴时应注意浴室中最好有座椅、扶栏等辅助装备,不要使用浴缸,沐浴时应有家属陪护,避免滑倒。

（唐 梅 赵 凯）

第五节 骨性关节炎的康复

一、学习目标

1. **掌握** 骨性关节炎的定义、康复评定、康复治疗及健康教育。
2. **熟悉** 骨性关节炎的药物治疗。
3. **了解** 骨性关节炎的其他治疗。

二、重点和难点内容

(一) 概念

骨性关节炎(osteoarthritis OA)是由多种因素(生物力学、生物化学与基因等)相互作用引起关节软骨纤维化、皲裂、溃疡、脱失而致的关节疾病。

(二) 康复评定

1. **病史总结** 包括年龄、性别、身高、体重、症状、诱发因素(如关节外伤、先天畸形、肥胖)、病程、相关检查结果(如影像学、血液检查)、既往治疗情况及效果、既往疾病史等。

2. **功能评定** 包括疼痛的评定、肌肉结构与功能、关节活动度、关节结构以及韧带的稳定性评定。

3. **活动与参与能力评定** 如日常生活活动能力评定、生活质量评定 SF-36、关节炎影响评定量表等。

4. **心理评定**。

5. **环境的评定** 居住环境如住宅类型、室内环境、家庭结构、社区资源和社区服务、医疗帮助的获得等。

（三）康复治疗

1. **物理因子治疗** 疼痛、肿胀急性加重时，可采用超短波、TENS、中频等减轻疼痛与肿胀。

2. **药物治疗** 疼痛肿胀明显，可采用非甾体类药物缓解肿胀与疼痛，注意药物的副作用。

3. **改善关节活动度训练** ①关节松动：对于急性期患者可在不引起疼痛加重范围内进行关节松动。②牵伸：分为主动牵伸及被动牵伸。

4. **常用肌训练方法** ①股四头肌肌力训练：股四头肌定位收缩、直腿抬高、直腿下降、多角度等长收缩、全范围伸膝训练、股内侧肌训练；②腘绳肌肌力训练：腘绳肌定位收缩、多角度等长收缩等。

5. **功能性活动训练** ①上、下踏步训练；②靠墙下蹲练习；③半弓箭步。

6. **肌内效贴扎** 对于急性期肿胀的关节可采用爪形淋巴贴扎消除肿胀局部疼痛可运用空间贴扎减轻疼痛、纠正髌骨力线。股四头肌促进贴扎可增进肌肉募集，改善打软腿现象。

7. **辅助器具与矫形器** 骨性关节炎患者多数原发或继发不同程度的下肢力线异常，足部矫形鞋垫或功能性运动鞋等可有助于矫正下肢力线，减少损伤关节软骨处的剪切压力，从而减轻疼痛，延缓病情。拐杖、助行器、轮椅等，对于急性期和晚期患者，可减少关节负荷，减轻症状，提高患者的活动参与能力。

8. **心理治疗** 针对存在的抑郁、焦虑进行心理辅导，组织适宜的社区娱乐活动，家庭和社区提供支持等改善心理状况。

（四）转介服务

患者如出现关节严重的肿胀和疼痛，药物治疗难以控制症状，应建议患者到其他科室或上级医院进一步检查治疗，如关节内出现游离体导致严重的滑膜炎、疼痛、活动受限可行关节镜清理术；骨性关节炎后期患者，各种治疗无效并严重影响患者的日常生活活动及生活质量时，可考虑关节置换术。

（五）康复预防

预防措施有：①合理饮食，控制体重，避免身体肥胖，减少关节负担。②避免不良姿势。③休息和安全运动。④告知患者在起床或久坐站起时，先主动活动关节。后期或炎性期，床上卧位休息时，应避免长期膝下垫枕等措施使膝关节处于屈曲位，导致关节挛缩。⑤积极配合康复治疗，按照运动训练指导，提高功能水平。⑥功能适应等。

三、习题

（一）名词解释

骨性关节炎

（二）填空题

1. 骨性关节炎最常累及的关节是_____和手。

2. 骨性关节炎是多种因素（生物力学、生物化学与基因等）相互作用引起病变_____。

（三）选择题

【A1 型题】

1. 骨性关节炎最常累及的关节是
   A. 桡尺关节　　　B. 肩锁关节　　　C. 膝关节　　　D. 踝关节　　　E. 盂肱关节

2. 骨性关节炎的临床特点是
   A. 休息后疼痛加重,活动后减轻　　　　　　B. 晨僵超过 30 分钟
   C. 休息后减轻,活动后疼痛加重　　　　　　D. 体温升高
   E. 无关节肿大

3. 骨关节病的 X 线表现不包括
   A. 关节间隙变窄　　　　　B. 关节面虫蚀样破坏　　　　　C. 软骨下骨质硬化
   D. 有骨赘形成　　　　　　E. 有时可见游离体

4. 骨性关节炎的治疗原则中,不正确的是
   A. 必须进行早期功能康复训练　　　　　　B. 对患者进行相关知识教育
   C. 早期治疗,预防功能障碍　　　　　　　　D. 适当控制体重,防止加重关节负荷
   E. 尽早选择手术

5. 膝关节骨性关节炎的锻炼应包括
   A. 在平行杠内穿高跟鞋行走
   B. 休息或仰卧睡眠时在弯曲的膝下放一个枕头
   C. 卧床休息
   D. 穿舒适的低跟鞋行走
   E. 膝深屈以增加股四头肌肌力

【A2 型题】

6. 女性,67 岁,右膝骨关节起步活动时疼痛,稍活动后疼痛减轻,无明显关节僵硬或功能障碍,
   X 线片关节边缘轻度骨赘增生,选择最佳的治疗方法为
   A. 消炎止痛药　　　　　B. 超短波治疗　　　　　C. 紫外线治疗
   D. 增加屈伸膝运动　　　E. 膝关节镜治疗

7. 女性,65 岁,双膝关节骨性关节炎 6 年,因双膝疼痛活动受限加重 1 个月前来就诊,患者带
   有心脏起搏器,应采用最为合适的治疗是
   A. 中频　　　B. 蜡疗　　　C. 超声波　　　D. TENS　　　E. 超短波

【B 型题】

（8~11 题共用备选答案）
   A. 抗核抗体检查
   B. 类风湿因子测定
   C. HLA-B27 阳性
   D. Heberden 结节
   E. 血尿酸增高

8. 手骨性关节炎的特征性表现为

9. 90% 强直性脊柱炎患者具有的特征为

10. 系统性红斑狼疮的筛选试验为

11. 痛风症为

（12~14 题共用备选答案）

 A. 主动和被动活动均正常

 B. 被动活动正常,而不能主动活动

 C. 主动和被动活动均不能

 D. 主动和被动活动均有部分影响

 E. 被动活动正常,主动活动障碍

12. 关节僵硬(关节面之间由骨性或纤维组织连接)表现

13. 关节僵硬(主要由关节囊的纤维化引起)表现

14. 正常关节表现

（15~18 题共用备选答案）

 A. 在病人关节活动的起始端,小范围、节律性地来回松动关节

 B. 在病人关节活动允许范围内,大幅度、节律性地来回松动关节,但不接触关节活动的起始和终末端

 C. 在病人关节活动允许的范围内大幅度、节律性地来回松动关节,每次均接触到关节活动的终末端,并能感觉到关节周围软组织的紧张

 D. 在病人关节活动的终末端,小范围,节律性地来回松动关节,每次均接触到关节活动的终末端,并能感觉到关节周围软组织的紧张

 E. 在病人关节活动允许的范围内大幅度、节律性地来回松动关节,每次不接触到关节活动的终末端,并能感觉到关节周围软组织的紧张

15. 澳大利亚亚麦特克兰德的关节松动术的分级中,Ⅱ级是指

16. Ⅲ级是指

17. Ⅰ级是指

18. 用于治疗关节因周围组织粘连、挛缩而引起的关节活动受限

【X 型题】

1. 发生骨性关节炎的危险因素包括

 A. 年龄 55 岁以上   B. 肥胖   C. 家族史

 D. 体育活动中突然转向   E. 关节高度研磨性运动

2. 骨性关节炎最常累及的关节是

 A. 肩关节   B. 膝关节   C. 髋关节   D. 肘关节   E. 手

3. 在骨性关节炎的急性炎症期采取的治疗方法有

 A. 热疗   B. 相对制动

 C. 关节镜手术   D. 冷疗

 E. 除每日训练时间外,患肢用支具固定

（四）问答题

1. 简述骨性关节炎患者股四头肌训练的方法。

2. 简述骨性关节炎社区预防的主要内容。

四、参考答案

（一）名词解释

骨性关节炎:又称为骨性关节病,增生性关节炎,退化性关节炎。其特征是关节软骨发生

退行性改变,关节边缘和软骨下骨质有反应性变化,关节边缘有新骨增生和关节面的硬化,是机体对关节面承受压力减退的一种代偿性反应,是负重关节中最常见的疾病。

(二)填空题

1. 膝、髋
2. 关节软骨

(三)选择题

【A1 型题】

1. C　2. C　3. B　4. E　5. D

【A2 型题】

6. B　7. B

【B 型题】

8. D　9. C　10. A　11. E　12. C　13. D　14. A　15. B　16. C　17. A　18. D

【X 型题】

1. ABCE　2. BCE　3. BDE

(四)问答题

1. 简述骨性关节炎患者股四头肌训练的方法。

答:(1)股四头肌定位收缩:仰卧位或坐位,膝关节自然伸直,教导患者踝关节背屈,尽量伸膝,用腿压床。维持 10 秒,放下 10 秒,10~15 次为 1 组,每组间休息 1 分钟。

(2)直腿抬高:一侧下肢屈髋屈膝,另一侧下肢直腿抬高,屈髋45°,维持 5~10 秒。10~15次为 1 组。当患者可完成 2~3 组时,可减小直腿抬高角度至 30° 和 15° 增加阻力。

(3)直腿下降:当患者无法完成直腿抬高时,可被动将下肢直腿抬高至最大角度,让患者保持伸膝位缓慢下降,当膝关节开始屈曲时,让患者停在该角度,重新将患者下肢抬高到起始位,试着让患者每次保持伸膝位更低一些。当患者可完成全范围直腿下降时,可开始直腿抬高训练。

(4)多角度等长收缩:膝关节在不同角度做功的肌肉不同,而同一肌群在不同角度下收缩的力量也不一样,可利用生理溢流作用,可每间隔 20° 进行一组适当的等长收缩练习,同时可以避开疼痛弧,以获得整个肌群力量的提高。每次以最大收缩力维持 6~10 秒,休息 10 秒,每组 10 次,每个角度 2~3 组。

(5)全范围伸膝训练:在患者无疼痛且稳定性较好时,可采用全范围伸膝抗阻训练。

(6)股内侧肌训练可采用短弧末伸膝和电刺激进行训练。

2. 简述骨性关节炎社区预防的主要内容。

答:(1)合理饮食,控制体重,避免身体肥胖,减少关节负担。

(2)避免不良姿势,如减少或避免屈膝运动和作业,如久蹲。

(3)休息和安全运动:告知患者如何随着症状的改变对休息与运动做相应的调整。较多研究表明,慢走可促进软骨代谢,增加关节软骨厚度,有效地预防骨性关节炎。骨性关节炎早期,关节疼痛通常在负重后加重,休息后好转,找到休息与活动的平衡点至关重要,可选择不增加关节负荷的有氧锻炼如游泳、骑自行车保持日常活动量,增进心肺功能;减少增加关节负荷的运动,如爬楼梯、爬山,避免长时间跑、跳等关节冲击性运动。骨性关节炎后期或炎性发作期,疼痛在休息时也可出现,负重后明显加重,应使用手杖、助行器或轮椅等减少关节的负荷,缓解疼痛。可在耐受范围内采取床上运动进行关节活动及保持活动量。

（4）骨性关节炎关节活动受限的特点：一般晨起关节活动受限明显，即"晨僵"，久坐后关节僵硬，活动时关节内有摩擦感，稍加活动后好转，告知患者在起床或久坐站起时，先主动活动关节。后期或炎性期，床上卧位休息时，应避免长期膝下垫枕等措施使膝关节处于屈曲位，导致关节挛缩。

（5）积极配合康复治疗，按照运动训练指导，完成家庭训练计划如关节活动、肌力、耐力训练，提高功能水平。

（6）功能适应：针对已经存在的病变，可通过增加马桶垫高度，座椅的高度等减少功能活动时不适。尽量不爬楼梯，上下楼最好乘坐电梯。

（陈文华）

第六章
内脏疾病的社区康复

第一节　冠心病的社区康复

一、学习目标

1. **掌握**　冠心病及心脏康复的定义,冠心病的运动危险分层,运动处方的制定。
2. **熟悉**　冠心病的社区预防。
3. **了解**　冠心病的临床治疗,包括药物、手术等。

二、重点和难点内容

（一）概述

1. **概念**　冠状动脉粥样硬化性心脏病是指冠状动脉粥样硬化使管腔狭窄和阻塞,或(和)冠状动脉功能性改变(痉挛)导致心肌缺血、缺氧或坏死而引起的心脏病,统称为冠状动脉性心脏病(coronary heart disease,CHD),简称冠心病,又称缺血性心脏病。

2. **分型**　因病理解剖和病理生理变化的不同而临床表现不同,近年来临床医学家倾向于将冠心病分为急性冠状动脉综合征和慢性冠状动脉病两大类,前者包括不稳定型心绞痛、ST段抬高心肌梗死和非ST段抬高心肌梗死,也有把冠心病猝死包括在内的;后者包括稳定型心绞痛、冠状动脉正常的心绞痛、无症状性心肌缺血和缺血性心力衰竭。

（二）康复目标

冠心病是心脏康复的主要适应证。心脏康复是包括医学评估、运动处方、心脏危险因素纠正、宣教和咨询在内的综合的长期的程序。目的是限制心脏病的生理和心理影响,减少猝死或再梗死的危险,控制心脏症状,稳定或逆转动脉粥样硬化进程,以及改善患者的心理和职业状态。增加患者的心肺功能,改善有氧能力,提高生活质量;控制危险因素,改善预后,减少猝死和再梗死危险,最大限度地提高患者的生活质量,使患者参与社会生活的各个方面。

（三）康复评定

1. **病史采集**　目前疾病、并存疾病、既往病史、目前症状、相关检查结果、治疗情况,如药物治疗、有创治疗情况、心血管风险概况、最近一次流感疫苗接种日期、相关社会史、职业情况等。

（1）冠状动脉造影:以冠状动脉造影来评定冠状动脉狭窄的程度,管腔狭窄 70%~75% 以上会严重影响血供。

（2）心脏超声评定心功能:超声心动图不仅可直接观察心脏和大血管的结构,而且可以随着心动周期的变化推算出心脏的收缩功能和舒张功能。我国用于心脏病康复的冠心病患者的危险分层提出左心室射血分数(LVEF)>50% 为低危,LVEF 40%~49% 为中危,LVEF<40% 为

高危。

（3）纽约心脏病学会NYHA心功能分级：是目前最常用的分级方法，此心功能程度主要根据体力活动受限的症状分级，参考呼吸困难和乏力等症状，具体分级方法如下。

Ⅰ级：日常体力活动不受限，一般活动不引起过度的疲乏、心悸、呼吸困难或心绞痛。

Ⅱ级：体力活动轻度受限，休息时无自觉症状，但一般活动即可引起疲乏、心悸、呼吸困难或心绞痛。

Ⅲ级：体力活动明显受限，低于日常活动量的体力活动即可引起疲乏、心悸、呼吸苦难或心绞痛。

Ⅳ级：不能从事任何体力活动，休息状态下也出现心力衰竭的症状，体力活动后加重。

（4）心肺运动试验（cardiopulmonary exercise testing，CPET）：是通过逐渐增加受试对象的运动负荷监测耗氧量VO_2、代谢当量MET、最大耗氧量VO_{2max}、二氧化碳排出量VCO_2、无氧阈AT及呼吸频率、心率、血压、心电图等反映心肺功能的指标和患者运动时出现的症状，以全面客观地评估患者的心肺功能与储备能力的检测方法，是实施心脏康复的客观综合性指标。

2. **体格检查** 包括体重、身高、体重指数（body mass index，BMI）、腰臀比值、脐周水平的腰围；脉搏频率和节律；静息血压；肺部听诊，尤其注意有无啰音、喘息音及其他异常的呼吸音；心脏听诊，注意杂音、奔马律、喀喇音、摩擦音；颈动脉、腹部、股动脉触诊和听诊；触诊和检查下肢，了解有无水肿、动脉搏动情况、皮肤完整性（尤其糖尿病患者）；有无黄色瘤和黄斑瘤；检查骨科和神经科或其他可能限制运动训练的医学情况；对于CABG或PTCA、PCI术后的患者，应检查胸部和腿部的伤口及血管周围区域，提供桥血管区域的情况。

3. **高危因素的评估** 确定病人存在哪些需要纠正的危险因素和调整危险因素的强度，预防冠心病的加重，减少再梗死和猝死的风险，延长寿命。冠心病的危险因素主要有年龄、性别、遗传因素，吸烟史、血脂状况、高血压、糖尿病、体重等。

4. **日常活动能力的评定** 主要评价各项活动能力所需代谢当量。

5. **冠心病运动康复的危险分层** 运动疗法是冠心病康复的重要内容之一，根据患者的病史、临床检查、运动试验的结果等对患者运动的危险性系统客观地评估，对于判断患者进行运动康复的危险程度及监护要求指导运动水平具有重要的参考价值。美国心脏病学会制定了心脏病运动康复危险分层标准，见表6-1。

表6-1 美国心脏病学会心脏运动康复危险分层标准

危险级别	NYHA分级	运动能力	临床特征	监管和心电图监测
A			无确定心血管危险疾病，但包括两个以上心血管危险因素	无需运动心电图、血压监测
B 低危	Ⅰ，Ⅱ	≤6METs	无充血性心力衰竭表现，静息状态无心肌缺血或心绞痛，运动容量≤6METs，运动时收缩压轻度升高，静息或运动时无阵发性或非阵发性心动过速，有自我调节运动能力	只需在制定运动阶段初期进行指导，6~12次心电图和血压监测

续表

危险级别	NYHA 分级	运动能力	临床特征	监管和心电图监测
C 中高危	Ⅲ 或 Ⅳ	<6METs	运动负荷 <6METs 时发生心绞痛或缺血性 ST 段压低,运动时收缩压低于静息时收缩压,运动时出现非持续性室性心动过速,有心搏骤停史,有可能出现危及生命的情况	运动整个过程需要医疗监督、心电图及血压监测,知道安全性建立,可转入 B 级康复,需密切监测
D 高危	V		未控制的心肌缺血,严重的瓣膜反流和狭窄,失代偿心力衰竭,未控制的心律失常,可因运动加重病情	不推荐以增强适应为目的的任何活动,日常活动应在医生评估后进行,应积极治疗,尽快回复到 C 级或更高级

6. 环境的评定。

（四）康复治疗

目前国际上通常将心脏康复治疗分为 3 期,在整个过程中,都强调危险因素的控制。冠心病社区康复的主要对象是 Ⅱ~Ⅲ 期的患者。一般为心血管事件发生后 2~3 个月开始,这个时期的患者已经恢复到足以重新工作或恢复其他正常的生活活动。在康复人员以及患者自我指导下,长期延续心脏康复计划,康复人员可以冠心病的二级预防为框架,通过各种形式对患者进行运动训练。

1. 运动训练

（1）运动训练的禁忌证:不稳定型心绞痛,失代偿性心力衰竭;未控制的心律失常;重度或有症状的主动脉瓣狭窄;肥厚型梗阻型心肌病;重度高血压;其他可能由于运动而加重的情况（如静息收缩压≥200mmHg,或舒张压≥110mmHg,已知或可疑心肌炎或心包炎,可疑或已知主动脉夹层,血栓性静脉炎,近期体循环或肺栓塞）。

（2）强调运动危险分层:冠心病患者社区运动训练方案应基于前期运动试验结果和运动训练水平,因此强调患者运动危险分层,筛选低危风险的患者,充分考虑对运动训练不依从的相关因素如职业和非职业需求至关重要。

2. 运动处方

（1）运动种类:采取有氧运动为主,无氧运动或循环抗阻训练为辅的方式。有氧运动可采取步行和慢跑等形式,对于有腰痛、肥胖和有关节疾病的患者可进行原地踏车运动。循环抗阻是指一系列中等负荷、持续、缓慢、大肌群、多次重复的抗阻力训练,代谢的途径介于有氧与无氧之间,可运用弹力带、沙袋、哑铃、自由负重、墙壁滑轮或负重训练器进行。

（2）运动时间:每次训练都包含热身 5~10 分钟、靶强度运动时间 15 分钟,放松和柔韧性训练 5~10 分钟。

（3）运动强度:依据心率法,为避免不同运动受限机制对靶心率产生的混杂影响,现在多按储备心率法结果结合计算公式来获得靶心率,使用 Karvonen 氏公式:靶心率 =（最大心率 – 安静心率）×（0.6–0.8）+ 安静心率。但是服用 β 受体阻滞剂的病人,其心率和运动强度以及心率和摄氧量不呈线性关系,因此此类患者不宜由心率估计运动强度或摄氧量。可以结合 RPE 不超过 11~13。

（4）运动形式：可采用间歇性运动和连续性运动。

（5）运动频率：有氧运动每周 3~5 次，抗阻训练每周 2~3 次。

3. 运动注意事项

（1）每次合适运动量的主要标志：运动后稍出汗，轻度呼吸加快，但不影响对话，全天无持续疲劳感，原有疾病无加重或出现，饮食、睡眠良好。

（2）尽量在舒缓情绪状态下运动，不必刻意追求运动技巧的完美，能够达到一定的运动量和心情舒畅就好。

（3）在运动中还要特别注意预防意外的跌伤碰伤、热天避免出过多、冷天避免温差太大，还应避免单独运动或到偏僻人少的地方，以免出现意外不能及时获得帮助。

（4）每天运动的选择时间以下午为宜，以避开体内肾上腺素和去甲肾上腺素的分泌高峰。

（5）药物对运动的影响：使用 β 受体阻滞剂的患者运动时心率增加受限，使用钙拮抗剂可减慢或加快心率可运用 MET 或 RPE 等作为靶强度，使用硝酸甘油、ACEI 运动时应注意患者的血压反应，应综合分析病人的情况，临床表现等考虑运动安全。

（6）运动时或运动后出现以下情况，暂时停止练习：①运动时自觉胸痛、呼吸困难、眩晕或诱发心绞痛；②运动时心率超过 130 次 / 分或心率波动范围超过 30 次 / 分；③运动时血压 >200/100mmHg，收缩压升高 >30mmHg 或下降 10mmHg 以上；④运动时或运动后出现严重的心律失常；⑤如有心电图监测 ST 段下移 ≥0.1mV 或上升 ≥0.2mV。

4. 心理康复 ①提供宣教。②提高病人或家庭的社会支持水平，发展支持的康复环境和社区资源。③减少或戒除酒、烟、咖啡因或其他非处方精神类药物。④将心理不良应激严重的病人转给心理科进行进一步治疗。

（五）转介服务

心脏康复运动训练中死亡率和心肌梗死的发生率极低，但患者的临床状态随时可能变化，通过危险分层不能辨别所有患者运动相关事件的危险，因此工作人员在每次运动训练前应常规进行临床评价，如心率、心律、血压。如患者出现心绞痛、低血糖或任何不稳定因素，应立即采取相应措施，进行急救，拨打急救电话转诊，通知负责医生和科室负责人，通知患者家属。

（六）康复预防

1. 完全戒烟且无二手烟暴露。

2. 血压控制目标 <140/90mmHg；糖尿病病人和慢性肾病病人 <130/80mmHg。

3. 血脂控制目标 LDL-C<100mg/dl（2.6mmol/L）；如果病人 TG≥2.6mmol/L，则非高密度脂蛋白 <3.38mmol/L。

4. 体重控制目标 BMI：18.5~24.9kg/m²；腰围：男 <102cm，女 <88cm。

5. 糖尿病管理 见本章第三节糖尿病的康复。

6. 慢性药物服用 如阿司匹林、华法林、肾素 - 血管紧张素 - 醛固酮系统拮抗剂、β 受体阻滞剂等，应按照医嘱服用。

7. 心血管疾病患者应每年接种流感疫苗。

三、习题

（一）名词解释

1. 冠心病

2. 心脏康复

（二）填空题

1. 冠心病康复最主要的内容包括＿＿＿＿＿和＿＿＿＿＿。

2. 心率储备法靶心率公式为＿＿＿＿＿。

（三）选择题

【A1 型题】

1. 冠心病患者做运动试验的条件是

A. 医院

B. 家属陪同下

C. 有连续的心电图监护条件的医疗单位

D. 没有连续的心电图监护条件的医疗单位

E. 睡眠好的时候进行

2. 循环抗阻训练是指

A. 长时间、缓慢重复进行的肢体抗阻训练

B. 短时间、缓慢重复进行的肢体抗阻训练

C. 小强度、缓慢重复进行的肢体抗阻训练

D. 中等强度、缓慢重复进行的肢体抗阻训练

E. 高强度、缓慢重复进行的肢体抗阻训练

3. 不正确的肥胖标准是

A. 男性体内脂肪百分量 >25%   B. 体重质量指数 >28

C. 女性体内脂肪百分量 >25%   D. 男性腰围和臀围比 >0.9

E. 女性腰围和臀围比 >0.8

4. 心电分级运动试验最重要的判定指标是

A. 心率   B. 心律   C. 血压   D. ST 段偏移   E. 呼吸

【A2 型题】

5. 男性,65 岁,冠心病 10 余年,目前体力活动明显受限,低于日常活动量的体力活动即可引起疲乏、心悸、呼吸困难或心绞痛。NYHA 心功能分级是

A. Ⅰ级   B. Ⅱ级   C. Ⅲ级   D. Ⅳ级   E. Ⅵ级

6. 男性,60 岁,劳累性心绞痛 10 年,运动能力 <6METs、运动负荷 <6METs 时发生心绞痛或缺血性 ST 段压低,运动时收缩压低于静息时收缩压,该患者的运动危险分层是

A. 中危   B. 中高危   C. 低危   D. 高危   E. 无危险

【B 型题】

（7~9 题共用备选答案）

A. 140/90mmHg

B. 2.6mmol/L

C. 1.8mmol/L

D. 130/80mmHg

E. <7%

7. 冠心病二级预防 LDL-C 的控制目标为

8. 冠心病合并肾病血压控制目标

9. 冠心病合并糖尿病糖化血红蛋白控制目标为

（10~11 题共用备选答案）

    A. 心率上升 <20 次 / 分

    B. 血压下降 >10mmHg

    C. ST 段上升≥0.1mV

    D. 运动时无心绞痛

    E. 运动时稍出汗,轻度呼吸加快但不影响对话

10. 有氧训练时合适运动强度的简易判断标志是

11. 运动时或运动后出现上述何种情况,暂时停止练习

（12~13 题共用备选答案）

    A. 小强度运动

    B. 中等至高强度运动

    C. 极量运动

    D. 症状限制性运动

    E. 亚极量运动

12. 有氧训练的常用强度是

13. 冠心病患者心电分级运动试验最常用的强度

（14~17 题共用备选答案）

    A. 2~3METs

    B. 3~5METs

    C. 4~5METs

    D. 4~7METs

    E. 1~2METs

14. 性生活的代谢当量

15. 淋浴的代谢当量

16. 穿衣的代谢当量

17. 上楼梯的代谢当量

【X 型题】

1. 冠心病Ⅲ期康复训练的基本原则是

    A. 个别对待   B. 循序渐进   C. 持之以恒

    D. 兴趣性原则   E. 全面整体的原则

2. 冠心病的康复必须限于的并发症是

    A. 心力衰竭   B. 心律失常   C. 心源性休克

    D. 心肌梗死   E. 心绞痛

3. 冠心病患者常用的康复评定措施有

    A. 症状限制性心电运动试验   B. 低水平运动试验   C. 6min 行走试验

    D. 肺功能测试   E. 动态心电图

（四）问答题

  1. 简述冠心病的主要危险因素。

  2. 简述冠心病运动处方的主要内容。

四、参考答案

(一)名词解释

1. **冠状动脉粥样硬化性心脏病**:是指冠状动脉粥样硬化使管腔狭窄和阻塞,或(和)冠状动脉功能性改变(痉挛)导致心肌缺血、缺氧或坏死而引起的心脏病,统称为冠状动脉性心脏病,简称冠心病,又称缺血性心脏病。

2. **心脏康复**:是包括医学评估、处方运动、心脏危险因素纠正、宣教和咨询在内的综合长期程序。目的是限制心脏病的生理和心理影响,减少猝死或再梗死的危险,控制心脏症状,稳定或逆转动脉粥样硬化进程,以及改善患者的心理和职业状态。

(二)填空题

1. 危险因素控制(二级预防) 运动训练
2. 靶心率 =(最大心率 – 安静心率)×(0.6–0.8)+ 安静心率

(三)选择题

【A1 型题】

1. C 2. D 3. B 4. D

【A2 型题】

5. C 6. B

【B 型题】

7. B 8. D 9. E 10. E 11. B 12. B 13. D 14. B 15. C 16. A 17. D

【X 型题】

1. ABCDE 2. ABC 3. ABC

(四)问答题

1. **简述冠心病的主要危险因素。**

答:冠心病的危险因素主要包括不可控因素和可控因素。不可控因素有年龄、性别、遗传因素;可控因素有吸烟、血脂异常、高血压、糖尿病、超重或肥胖、缺乏运动、不良的饮食习惯、心理因素。

2. **简述冠心病运动处方主要内容。**

答:冠心病运动处方包括以下内容。

(1)运动种类:采取有氧运动为主,无氧运动或循环抗阻训练为辅的方式。有氧运动可采取步行和慢跑等形式,对于有腰痛、肥胖和有关节疾病的患者可进行原地踏车运动。循环抗阻是指一系列中等负荷、持续、缓慢、大肌群、多次重复的抗阻力训练,代谢的途径介于有氧与无氧之间,可运用弹力带、沙袋、哑铃、自由负重、墙壁滑轮或负重训练器进行。

(2)运动时间:每次训练都包含热身 5~10 分钟、靶强度运动时间 15 分钟,放松和柔韧性训练 5~10 分钟。

(3)运动强度:心率法,为避免不同运动受限机制对靶心率产生的混杂影响,现在多按储备心率法结果结合计算公式来获得靶心率,使用 Karvonen 氏公式:靶心率 =(最大心率 – 安静心率)×(0.6–0.8)+ 安静心率。但是服用 β 受体阻滞剂的病人,其心率和运动强度以及心率和摄氧量不呈线性关系,因此此类患者不宜由心率估计运动强度或摄氧量。可以结合 RPE 不超过 11~13。CWT 初始负荷重量应能舒适地重复 12~15 次负荷为宜。如以 1RM 计算,上肢以 30%~40%1RM 开始,下肢和臀部以 50%~60%1RM,主要肌群每组 6~8 次。RPE 不超过

11~13。

（4）运动形式:可采用间歇性运动和连续性运动。

（5）运动频率:有氧运动每周 3~5 次,抗阻训练每周 2~3 次。

（陈文华）

第二节　慢性阻塞性肺炎的社区康复

一、学习目标

1. **掌握**　肺康复的定义,慢性阻塞性肺炎的分期、呼吸训练、运动训练。

2. **熟悉**　肺功能的判读,6min 步行试验。

3. **了解**　慢性阻塞性肺炎的社区预防。

二、重点和难点内容

（一）概述

1. **概念**　慢性阻塞性肺疾病（chronic obstructive pulmonary disease,COPD）是一组气流受限为特征的肺部疾病,气流受限不完全可逆,呈进行性发展,但是可以预防和治疗的疾病。主要表现为咳嗽、咳痰,气短、呼吸困难,以及体重下降、食欲减退、外周肌肉萎缩和功能障碍、抑郁焦虑等肺外症状。

2. **临床评定**　COPD 严重程度的肺功能分级如下。

（1）Ⅰ级:轻度 $FEV_1/FVC<70\%$,$FEV_1\geqslant80\%$,预计值有或无慢性咳嗽、咳痰症状。

（2）Ⅱ级:中度 $FEV_1/FVC<70\%$,$50\%\leqslant FEV_1<80\%$ 预计值,有或无慢性咳嗽、咳痰症状。

（3）Ⅲ级:重度 $FEV_1/FVC<70\%$,$30\%\leqslant FEV_1\%<50\%$ 预计值,有或无慢性咳嗽、咳痰症状。

（4）Ⅳ级:极重度 $FEV_1/FVC<70\%$,$FEV_1\%<30\%$ 预计值,或 $FEV_1\%<50\%$ 预计值,伴慢性呼吸衰竭。

3. **病程分期**　①急性加重期（慢性阻塞性肺疾病急性加重）:是指在疾病过程中,短期内咳嗽、咳痰、气短和（或）喘息加重、痰量增多,呈脓性或黏液脓性,可伴发热等症状;②稳定期:是指患者咳嗽、咳痰、气短等症状稳定或症状轻微。

（二）康复目标

肺康复是对有症状、日常生活能力下降的慢性呼吸系统疾病患者采取的多学科综合干预措施。实施以健康教育为主要策略的干预活动,减低人群中慢性阻塞性肺炎的危险因素,控制发病率和死亡率的上升趋势;通过对高危人群和患者的早期发现、随访管理与规范化治疗和干预,控制病情、预防和延缓病情进展,提高患者的生存质量。

（三）康复评定

1. **肺功能**　直接反映患者呼吸功能的基本状态和受损程度。了解患者的肺功能检查结果对病情的判断,指导康复治疗至关重要。

2. **运动功能评定**　主要通过心肺运动试验（cardiopulmonary exercise test,CPET）、限时步行试验如 6 分钟步行试验（six-minutes walk test,6WMT）、自觉劳累分级（RPE）等来评定患者的运动功能。

3. 呼吸功能评定 包括改良 Borg 呼吸困难评分、氧耗指数（OCD）、基础呼吸困难指数（BDI）、改良呼吸困难评分 mMRC 测定最大吸气压和最大呼气压来反映吸气肌群和呼气肌群的功能等。

4. 支气管分泌物清除能力的评定 患者坐位或卧位，要求患者咳嗽或辅助（腹部加压等）咳嗽，测定其最大呼气力，如 ≥0.88kPa（90mmH₂O）表示具有咳嗽排痰能力。

5. 肌力评定 COPD 外周肌力下降较常见，较常进行下肢伸膝和上肢握力测定，详参《康复评定学》。

6. 营养状态的评价 常用指标有理想体重百分比、三头肌皮肤皱褶厚度等。

7. 活动和参与能力的评定 日常生活活动能力评定常用慢性阻塞性肺炎患者日常生活能力评定 Barthel 指数、PULSES 等。生存质量的评定主要有圣 - 乔治呼吸疾病量表（SGRQ）、慢性呼吸系统疾病问卷（CRQ）、西雅图阻塞性肺病问卷（SOLQ）、BODE 指数、COPD 自身功效评分（CSES）等。

8. 心理、疲劳及疼痛评定

9. 环境评定 主要包括居住环境、空气质量、气候等；家人、朋友、社会及卫生专业人员的态度；个人。

（四）康复治疗

1. 呼吸训练

（1）肌肉放松训练：肌肉放松训练有助于减少氧耗和协调呼吸，建立有效的呼吸模式。具体包括：①前倾依靠位。②椅后依靠位：坐于有扶手的椅，头稍后靠于椅背，完全放松坐 5~15 分钟。③前倾站位。

（2）缩唇呼气：经鼻吸气，呼气时嘴唇缩紧，呈吹口哨样，在 4~6 秒内将气体缓慢呼出。口唇缩小以能耐受为度，一般吸气和呼气的时间比大致为 1：2 或 1：3。

1）腹式呼吸：包括多种方法，总的原则就是吸气时腹部隆起，呼气时腹部下陷，呼气要缓、细、匀。

2）胸背畸形的姿势练习：活动上胸及牵张胸大肌活动上胸及肩带练习增加一侧胸廓活动。

3）呼吸肌训练：吹气球法，其他阻力呼吸训练。

2. 气道廓清技术 包括体位引流技术、主动循环呼吸技术（active cycle of breathing techniques，ACBT）、咳嗽训练、胸部叩击和震颤排痰技术等，其目的在于充分引流呼吸道分泌物，促使气道通畅，降低气流阻力，减少支气管和肺的感染。

3. COPD 运动处方的制定

1）运动方式：以步行、划船、踏车、爬山、上下楼梯、功率自行车等有氧训练为主。

2）运动强度：运动强度的制定可以 CPET6 分钟步行试验等运动试验获得的指标、患者的基础功能状态、症状和长期目标为依据。最大摄氧量（VO₂max）的 60%~85%。

3）靶心率（THR）：可仪器测或按公式［靶心率 =（220~ 年龄）×（60%~70%）］推算。为避免不同运动受限机制对靶心率产生的混杂影响，现在多按 CPET 结果结合计算公式来获得靶心率，使用 Karvonen 氏公式：THR=（PHR–RHR）×（40%~85%）+RHR，PHR 指理论最大心率（即 220– 年龄），RHR 指静息时心率。Borg 计分（10 分制）4~6 分，为中等运动强度。

4）运动时间：建议下肢训练最短的时间为 20~30 分钟。比较衰弱的患者，初期的运动时间可以稍微缩短 10 分钟。

5）运动类型：运动可以是以连续性或间歇性模式进行。连续性训练是指在整段运动时间内均以处方的运动强度做运动。间歇性训练是指在运动期间做短暂的高强度运动,伴以短暂的恢复(休息或低强度运动)交替。

6)运动程序编排:包括训练前的热身和结束时的缓和运动,如柔韧性训练、伸展运动等。

7)运动频率和周期:每周2~5次。为期8~12周。每周3次是保证训练效果的最低运动量。肺康复对运动能力和生存质量的改善会随着康复训练的停止逐渐丧失。

4. 传统治疗 中药敷贴疗法、针灸、拔罐疗法、按摩疗法、传统医疗体操等。

5. 营养支持 根据患者营养失衡的类型、程度等具体情况,设计合理有效的营养方案和补充途径,可改善慢性阻塞性肺炎患者营养状态,增强呼吸肌力量及机体抵抗力,最大限度改善患者代谢功能及整体健康状态,促进疾病的恢复。

6. 心理及行为治疗 心理咨询、娱乐疗法、行为治疗等,解除患者悲观、焦虑情绪,让患者学会保持乐观、避免精神刺激,消除消极心理。

(五)转介服务

慢性阻塞性肺炎是一种慢性呼吸道疾病,患者常伴发多种并发症,且易因呼吸道感染等致病情加重,治疗不及时可导致呼吸衰竭、电解质紊乱等,患者出现咳嗽加重、咳黄痰、发热、呼吸困难加重、下肢水肿等应转入呼吸科就诊,积极进行治疗。

(六)康复预防

对于有慢性阻塞性肺炎高危因素的人群,应定期进行肺功能检测,以尽可能早期发现并及时予以干预。预防措施有:①戒烟;②疾病的基本知识宣教(如呼吸系统的基本结构,肺部是如何工作的等);③药物的作用和正确使用的方法;④长期氧疗(LTOT);⑤呼吸管理技巧;⑥体能活动指导。

三、习题

(一)名词解释

1. 肺康复

2. 6min 步行试验

(二)填空题

1. 气流受限是以_____与用力肺活量(FVC)之比降低来确定的。

2. 体位引流时一般要求受累肺段内支气管尽可能_____地面。

(三)选择题

【A1 型题】

1. 对慢阻肺的诊断有重要意义的是

  A. 呼吸困难,发绀

  B. 心电图呈低电压

  C. X 线透亮度增加,肺大泡

  D. 血气分析 pH 降低,$PaCO_2$ 增高

  E. 呼吸功能:FEV1<60%,最大通气量低于预计值 80%

2. 慢性阻塞性肺疾病患者最主要的症状是

  A. 胸痛　　　B. 心慌　　　C. 呼吸困难　　　D. 胸闷　　　E. 头痛头晕

3. 呼吸中最有效的通气压力应产生于

  A. 肋间内肌　　B. 膈肌　　　C. 胸大肌　　　D. 胸小肌　　　E. 肋间外肌

4. 为延缓慢性阻塞性肺疾病患者病情的发展和恶化,戒烟阶段是
    A. 疾病早期
    B. 疾病任何阶段
    C. 疾病晚期
    D. 疾病中期
    E. 患病前

【A2 型题】

5. 患者男性,50 岁。咳嗽 3 年,每年冬季发作,每次持续 3 个月,有吸烟史,本例继续发展下去,最常见的并发症是
    A. 肺部感染
    B. 自发性气胸
    C. 肺心病
    D. 阻塞性肺气肿
    E. 支气管哮喘

6. 患者男性,65 岁,慢性阻塞性肺炎患者,进行运动训练的自我检测最佳指标是
    A. 代谢当量
    B. 血压
    C. 脉搏
    D. 心电图
    E. 改良 Borg 计分

【B 型题】

(7~10 题共用备选答案)
    A. 一般劳动时出现气短
    B. 平地步行无气短,速度较快或登楼、上坡时,同行的同龄健康人不觉气短而自己有气短
    C. $FEV_1/FVC<70\%$,$FEV_1\geq80\%$ 预计值,有或无慢性咳嗽、咳痰症状
    D. $FEV_1/FVC<70\%$,$50\%\leq FEV_1<80\%$ 预计值,有或无慢性咳嗽、咳痰症状
    E. $FEV_1/FVC<70\%$,$30\%\leq FEV_1\%<50\%$ 预计值,有或无慢性咳嗽、咳痰症状

7. COPD 严重程度的肺功能分级 I 级
8. COPD 严重程度的肺功能分级 II 级
9. COPD 患者日常生活能力评定 1 级
10. COPD 患者日常生活能力评定 2 级

(11~14 题共用备选答案)
    A. 嘱患者中等程度吸气
    B. 按患者自身的速度和深度进行潮式呼吸
    C. 着重于吸气的深呼吸运动
    D. 改善肺功能
    E. 一到两次用力呼气(呵气),随后呼吸控制一段时间再重新开始

11. ACBT 技术中用力呼气技术
12. ACBT 中呼吸控制是
13. ACBT 中胸廓扩张运动
14. "哈"咳技术

【X 型题】

1. 呼吸练习中控制性呼吸技术方法是
    A. 腹式呼吸   B. 胸式呼吸   C. 浅快呼吸   D. 缩唇呼吸   E. 快呼吸

2. 在 6 分钟步行试验中,需终止试验的情况是
    A. 出现心绞痛或与心绞痛相似的病状
    B. 患者要求终止测试
    C. 血压轻度上升
    D. 心率较运动前无变化(患者未安置定率的心脏起搏器)

E. 血氧饱和度 <85%

3. 衡量运动强度的指标有

A. 最大摄氧量   B. 靶心率   C. 代谢当量

D. 氧饱和度   E. 自觉劳累程度

4. 慢性阻塞性肺炎的病因和危险因素包括

A. 吸烟   B. 空气污染   C. 感染

D. 制动   E. 蛋白酶抗蛋白酶失衡

（四）问答题

1. 简述呼吸训练的方法。

2. 阐述慢性阻塞性肺炎运动处方的内容。

四、参考答案

（一）名词解释

1. 肺康复：是对有症状、日常生活能力下降的慢性呼吸系统疾病患者采取的多学科综合干预措施。在患者个体化治疗中加入综合性肺康复方案,通过稳定或逆转疾病的全身表现而减轻症状,优化功能状态,增加患者依从性,减少医疗费用。

2. 6分钟步行试验：是种简单易行的运动试验,测定6分钟步行距离,用于心肺功能不全患者的运动耐力评价。方法：在平直地面划一段约30m的直线距离,患者在其间往返走动,步履缓急自我决定。监测人员记录患者可能发生的气促、胸痛等不适。如患者体力难支可暂时休息或中止试验。最终统计患者步行距离进行结果评估。

（二）填空题

1. 第1秒用力呼气量（FEV1）

2. 垂直于

（三）选择题

【A1 型题】

1. E   2. C   3. B   4. B

【A2 型题】

5. D   6. E

【B 型题】

7. C   8. D   9. A   10. B   11. E   12. B   13. C   14. A

【X 型题】

1. AD   2. ABDE   3. ABCE   4. ABCDE

（四）问答题

1. 简述呼吸训练的方法。

答：肌肉放松训练：肌肉放松训练有助于减少氧耗和协调呼吸,建立有效的呼吸模式。具体包括：①前倾依靠位。②椅后依靠位：坐于有扶手的椅,头稍后靠于椅背,完全放松坐5~15分钟。③前倾站位。

缩唇呼气：经鼻吸气,呼气时嘴唇缩紧,呈吹口哨样,在4~6秒内将气体缓慢呼出。口唇缩小以能耐受为度,一般吸气和呼气的时间比大致为1∶2或1∶3。

腹式呼吸：包括多种方法,总的原则就是吸气时腹部隆起,呼气时腹部下陷,呼气要缓、细、匀。

胸背畸形的姿势练习：活动上胸及牵张胸大肌活动上胸及肩带练习增加一侧胸廓活动。

呼吸肌训练：吹气球法，其他阻力呼吸训练。

2. 阐述慢性阻塞性肺炎运动处方的内容。

答：（1）运动方式：以步行、划船、踏车、爬山、上下楼梯、功率自行车等有氧训练为主。

（2）运动强度：运动强度的制定可以 CPET6 分钟步行试验等运动试验获得的指标、患者的基础功能状态、症状和长期目标为依据。

最大摄氧量（VO_{2max}）的 60%~85%。

靶心率（THR）：可仪器测或按公式［靶心率 =（220- 年龄）×（60%~70%）］推算。为避免不同运动受限机制对靶心率产生的混杂影响，现在多按 CPET 结果结合计算公式来获得靶心率，使用 Karvonen 公式：THR=（PHR–RHR）×（40%~85%）+RHR，PHR 指理论最大心率（即220- 年龄），RHR 指静息时心率。

Borg 计分（10 分制）：Borg 计分 4~6 分，为中等运动强度。

（3）运动时间：建议下肢训练最短的时间为 20~30 分钟。比较衰弱的患者，初期的运动时间可以稍微缩短 10 分钟。

（4）运动类型：运动可以是以连续性或间歇性模式进行。连续性训练是指在整段运动时间内均以处方的运动强度做运动；间歇性训练是指在运动期间做短暂的高强度运动，伴以短暂的恢复（休息或低强度运动）交替。

（5）运动程序编排：包括训练前的热身和结束时的缓和运动，如柔韧性训练、伸展运动等。

（6）运动频率和周期：每周 2~5 次。为期 8~12 周。每周 3 次是保证训练效果的最低运动量。肺康复对运动能力和生存质量的改善会随着康复训练的停止逐渐丧失。

（陈文华）

第三节　糖尿病的康复

一、学习目标

1. **掌握**　糖尿病的概念、运动疗法内容。
2. **熟悉**　糖尿病的临床特征、康复评定、转介服务、糖尿病的三级预防。
3. **了解**　糖尿病的其他治疗方法。

二、重点和难点内容

（一）概述

1. **概念**　糖尿病是由遗传和环境因素共同作用引起的一组以糖代谢紊乱为主要表现的临床综合征，是以血浆葡萄糖增高为特征的代谢内分泌疾病。其基本病理生理改变主要为体内胰岛素分泌绝对或相对不足和胰高血糖素活性增高所引起的糖类、蛋白质、脂肪、水和电解质等代谢紊乱，严重时导致酸碱平衡失常。

2. **临床特征**　糖尿病的基本特征是持续高血糖，典型的临床症状是多尿、多饮、多食、体重减轻等表现，即"三多一少"症状。临床上大多数病例早期多无症状，但糖尿病一旦控制不好会引发脑、心脏、神经、眼、肾等各种并发症,对人体造成严重的危害。

3. **临床分型** 1997 年美国糖尿病学会(ADA)按病因分类将糖尿病分为四型,即 1 型糖尿病、2 型糖尿病、特殊型糖尿病和妊娠期糖尿病。

(二)康复目标

改善糖尿病患者的胰岛素对抗,改善糖代谢和减低血糖,减轻或预防合并症,改善和提高生活质量,尽可能恢复理想的家庭和社会生活,降低医药费用,减轻国家和个人的经济负担。

(三)康复评定

1. **一般情况评定** 包括患者的年龄、饮食、营养状况、既往体重、糖尿病的首发症状、运动习惯等,回顾既往糖尿病的治疗计划及疗效等。

2. **糖代谢功能评定**

(1)血糖测定:空腹静脉血浆葡萄糖浓度 <6.1mmol/L 为正常空腹血糖;餐后 2h 静脉血浆血糖 <7.8mmol/L 为葡萄糖耐量正常;服 75g 葡萄糖后 2h 静脉血浆葡萄糖浓度≥7.8mmol/L,但 <11.1mmol/L 为葡萄糖耐量减低;空腹静脉血浆葡萄糖浓度≥6.1mmol/L,但 <7.0mmol/L 为空腹血糖损害。

糖尿病的临床诊断方法:①有糖尿病的症状,任何时间的静脉血浆葡萄糖浓度≥11.1mmol/L;②空腹静脉血浆葡萄糖浓度≥7.0mmol/L;③服 75g 葡萄糖 2h 静脉血浆葡萄糖浓度≥11.1mmol/L。上述三项标准中,只要有一项达到标准并在随后的 1 天再选择上述三项中的任何一项重复检查也符合标准者,即可诊断为糖尿病。

糖耐量试验对糖尿病具有很大的诊断价值,对空腹糖正常或可疑升高,以及餐后 2h 血糖可疑升高等有糖尿病怀疑的患者,都不能完全肯定或否定糖尿病,均必须依赖糖耐量试验才能做出最后诊断。

(2)尿糖测定:血糖增高性糖尿糖尿病最为常见,因胰岛素分泌量相对或绝对不足,使体内各组织对葡萄糖的利用率降低,血糖升高,超过肾糖阈出现糖尿。

(3)糖化血红蛋白测定:糖化血红蛋白能够反映过去 2~3 个月血糖控制的平均水平,糖化血红蛋白与血糖的控制标准:① 4%~6%:血糖控制正常;② 6%~7%:血糖控制比较理想;③ 7%~8%:血糖控制一般;④ 8%~9%:控制不理想;⑤ >9%:血糖控制很差,是慢性并发症发生发展的危险因素。

3. **运动耐力评定** 采用 6min 行走试验或心电运动试验,对患者进行运动耐力试验。同时还应在试验前后监测血糖,防止低血糖的发生。

4. **日常生活活动评定** 采用改良巴氏指数评定表、FIM 评定量表评定。

5. **心理评定** 采用症状自评量表、艾森克个性问卷评定。

(四)康复治疗

康复治疗包括饮食疗法、运动疗法、药物疗法、糖尿病教育和血糖监测等五个方面。

1. **饮食疗法**

(1)控制总热量:控制热量是糖尿病治疗的首要原则。糖尿病病人的热量供给以维持或略低于理想体重为宜。

(2)营养摄入与分配:糖尿病病人饮食中糖类应占总热量的 55%~60%;蛋白质摄入量不应超过每日总热量的 15%;每日脂肪摄入总量不能超过总热量的 30%。对于一般每日进三餐者其热量分配通常为 1/5、2/5、2/5。

(3)高纤维素饮食:高纤维饮食可使糖的吸收减慢;亦可减少胰岛素释放与增高周围胰岛

素受体敏感性,使葡萄糖代谢加强。

2. 运动疗法

(1)运动目的:①减轻外周组织对胰岛素的抵抗;②改善患者对胰岛素的敏感性;③增强体力和抵抗力。

(2)治疗原理:①调节糖代谢,降低血糖;②降低血脂和控制肥胖;③增强胰岛素敏感性;④改善心肺功能;⑤提高机体适应性;⑥调节情志。

(3)运动疗法的适应证和禁忌证

1)适应证:主要适用于轻度和中度的 2 型糖尿病患者,肥胖型 2 型糖尿病是最佳适应证。

2)禁忌证:①合并各种急性感染;②伴有心功能衰竭,心律失常,活动后加重;③严重糖尿病肾病;④糖尿病足;⑤严重的眼底病变;⑥新近发生的血栓;⑦血糖未得到较好的控制(血糖 >16.8mmol/L);⑧有明显的酮血症、酸中毒等。

(4)运动处方

1)运动方式:有氧运动有利于葡萄糖的代谢和脂肪分解,是糖尿病运动疗法的主体。

2)运动强度:糖尿病患者一般不推荐大运动强度的运动,体质较好的无症状期糖尿病患者,若进行大运动强度锻炼,一般心率不超过 150 次 / 分。

为了保证锻炼安全有效,运动时的运动强度必须控制在已确定的有效心率范围之内,开始锻炼时应选择最低运动强度(220– 年龄)×50%(50%HR$_{max}$),以后随着体力的改善、病情好转、运动能力的提高,运动强度逐步加大,但不可超过最大运动强度,即(220– 年龄)×70%(70%HR$_{max}$)或(220– 年龄)×60%(60%HR$_{max}$)。

运动强度还可以从运动后的自我感觉进行判断和调整。通常运动后的心率,应在休息后 5~10min 内恢复到运动前水平。

3)运动时间:糖尿病最佳运动时间应在进食 1h 后,运动时间于初始阶段可以稍短,每次 5~10min,以后随机体对运动的逐步适应,运动时间视患者身体条件不同逐渐延长。

4)运动频率:以 3~5 次 / 周为宜,具体视运动量的大小而定。如果日运动量较大,每周频率可减少。

(5)注意事项

1)制订运动方案前,应全面体格检查,以早期发现潜在的疾患。

2)应严格坚持个体化原则。

3)合理处理好运动治疗与饮食治疗、药物治疗三者的关系。

4)运动实施前后要有充分的准备运动和放松运动。

5)注意运动时的反应,密切监测心率、血压、心电图及自我感觉。

3. 物理因子治疗 具有调节神经内分泌系统的功能,增强胰腺的功能,促进糖代谢,改善全身状况,增强机体抵抗力,对糖尿病合并症也有治疗作用。包括:①超短波治疗;②紫外线照射;③电刺激;④矿泉浴等。

4. 药物疗法 有口服降糖药物、胰岛素和中药降糖药三大类。口服降糖药物有:①促胰岛素分泌剂;②胰岛素增敏剂;③ α- 葡萄糖苷酶抑制剂等。

5. 心理康复 糖尿病患者的情绪波动可引起血糖的波动,从而会加重糖尿病的病情。因此,适时的心理疏导和行为治疗对控制血糖稳定延缓并发症的发生非常重要。常采用的心理疗法有:①支持治疗;②认知疗法;③行为疗法等。

6. 糖尿病足的康复治疗 糖尿病足是指糖尿病患者由于合并神经病变及各种不同程度

末梢血管病变而导致下肢感染、溃疡形成和(或)深部组织破坏的病变。

（1）改善下肢循环

1）按摩治疗：自感染溃烂或坏疽部位以上用适当的力量做向心性推摩,10~12 分钟,每天 1~2 次,有助于静脉和淋巴液回流和水肿的消退。

2）运动治疗：①第一节：病人平卧,患肢伸直抬高 45°,做足趾的背伸跖屈活动 30 次,每天 1~2 次。②第二节：病人平卧,患肢伸直抬高 45°,做踝关节的伸屈活动 30 次,每天 1~2 次。③第三节：病人平卧,患侧靠床缘,患肢伸直抬高 45° 维持 2~3 分钟,最后平放床上 2~3min,如此重复 5~6 遍,每天 1~2 次。

（2）感染溃烂创口和坏疽的处理

1）漩涡浴：首先对感染溃烂的创口进行漩涡浴治疗,每天 1~2 次,每次 30min。

2）超短波：将电极对置于患部,无热量,10~15min,每日 1 次,起到抗感染并促进溃疡愈合的作用。

3）紫外线：小剂量紫外线(1~2 级红斑量),可促进新鲜溃疡愈合;大剂量紫外线(3~4 级红斑量)可清除溃疡表面感染坏死组织。

4）红外线：温热量局部照射可促进新鲜溃疡加速愈合。

5）清创：采用蚕食法每隔 1~2 天清理一次,把腐烂的组织、无生机的组织剪去。

（3）作业治疗：糖尿病足溃疡或截肢可影响患者的步行功能,对患者的日常生活活动影响较大。作业治疗的作用主要在于改善患者的步行功能,提高患者日常生活能力。具体方法包括：ADL 训练、矫形器具的正确使用和穿戴、拐杖或轮椅的操作技能训练、假足步行训练、适合患者的职业训练以及适当的环境改造等。

（五）转介服务

糖尿病康复的重心在基层社区,应建立社区和二、三级医院双向转介服务制度,加强对糖尿病患者的随访;要加强社区和二、三级医院的合作,建立双向转诊制度,保证服务的连续性。对有就业需要的患者,应帮助其转介到劳动就业部门;当糖尿病患者有婚姻、家庭、法律咨询等诸多需求时,要及时转介纳入社会保障体系。

（六）康复预防

1. 一级预防

（1）当体重增加时,应及时限制饮食,增加运动量,使其尽早回落至正常。

（2）要使运动成为生命的一个重要组成部分、终生的习惯。

（3）要戒烟和少饮酒,并杜绝一切不良生活习惯。

2. 二级预防

（1）定期检测血糖,以尽早发现无症状性糖尿病。

（2）要综合调动饮食、运动、药物等手段,将血糖长期平稳地控制在正常或接近正常的水平。

（3）要定期测定血糖控制的间接指标,如血脂、血压、心电图等。

3. 三级预防 预防或延缓糖尿病慢性合并症的发生和发展,减少伤残和死亡率。

三、习题

（一）名词解释

1. 糖尿病

2. 糖尿病足

（二）填空题

1. 糖化血红蛋白测定能够反映过去_____个月血糖控制的平均水平。

2. 糖尿病患者的运动处方的内容包括：运动方式、_____、_____和运动频率等。

（三）选择题

【A1 型题】

1. 判定糖尿病控制程度较好的指标是
   A. 空腹血糖　　　　　　　　　B. 餐后 2h 血糖　　　　　　　　C. 糖化血红蛋白
   D. 空腹血浆胰岛素含量　　　　E. 葡萄糖耐量试验

2. 糖尿病的基本病理生理改变是
   A. 肾上腺皮质激素分泌过多　　　　　　　B. 生长激素绝对或相对分泌不足
   C. 胰岛素分泌绝对或相对分泌不足　　　　D. 胰高血糖素分泌过多
   E. 肾上腺素分泌过多

3. 糖尿病是一组病因不明的内分泌代谢病，其基本特征是
   A. 多饮、多尿、多食　　　　　B. 乏力　　　　　　　　　　　　C. 消瘦
   D. 高血糖　　　　　　　　　　E. 尿糖阳性

4. 临床诊断糖尿病，首先选择的检查是
   A. 尿糖　　　　　　　　　　　B. 空腹血糖　　　　　　　　　　C. 糖化血红蛋白
   D. 口服糖耐量试验　　　　　　E. 空腹胰岛素测定

5. **不能**作为糖尿病确诊依据的是
   A. 多次空腹血糖≥7.8mmol/L
   B. 尿糖（++）
   C. 餐后血糖≥11.1mmol/L
   D. 葡萄糖糖耐量试验 1 小时或 2 小时血糖 >11.1mmol/L
   E. 无三多一少症状，血糖多次为 7.8~11.1mmol/L

6. 糖尿病患者开始锻炼时选择的最低运动强度是
   A.（220– 年龄）×20%　　　　　　　　　B.（220– 年龄）×30%
   C.（220– 年龄）×40%　　　　　　　　　D.（220– 年龄）×50%
   E.（220– 年龄）×60%

7. 能反映患者最近一段时间内血糖水平的实验室检查是
   A. 空腹血糖测定　　　　　　　B. 口服糖耐量试验　　　　　　　C. 尿糖测定
   D. 糖化血红蛋白测定　　　　　E. 餐后血糖测定

8. 糖尿病运动疗法治疗原理，**不包括**
   A. 调节糖代谢，降低血糖　　　　　　　　B. 降低血脂和控制肥胖
   C. 降低胰岛素敏感性　　　　　　　　　　D. 提高机体适应性
   E. 改善心肺功能

【A2 型题】

9. 患者男性，45 岁，体胖，平素食欲佳。近 1 个月饮水量逐渐增多，每日约 1500ml，尿量多，空腹血糖 6.7mmol/L（120mg/dl），尿糖（+）。为确诊糖尿病，应做的检查是
   A. 24 小时尿糖定量　　　　　　　　　　B. 24 小时尿 C 肽测定
   C. 可的松葡萄糖耐量试验　　　　　　　　D. 葡萄糖耐量试验

E. 24 小时尿糖定量

10. 某健康人,在体检时发现尿糖(+),有助于诊断糖尿病的是

    A. 空腹血糖 6.1mmol/L

    B. 餐后 2h 血糖 7mmol/L

    C. 口服葡萄糖耐量试验减低

    D. GHb 5.8%

    E. 尿糖检查证实为葡萄糖

11. 女性,50 岁,患糖尿病 1 年,身高 150cm,体重 75kg,无酮症,空腹血糖 7.8mmol/L,该患者最佳治疗方案是

    A. 卧床休息 + 饮食疗法

    B. 适当运动 + 饮食疗法

    C. 胰岛素 + 饮食疗法

    D. 格列苯脲 + 饮食疗法

    E. 二甲双胍 + 饮食疗法

12. 男性糖尿病患者,45 岁,肥胖体型,空腹血糖 7.8mmol/L,治疗时首先考虑

    A. 饮食控制

    B. 磺脲类药物

    C. 双胍类药物

    D. 胰岛素

    E. 中药

13. 女性,45 岁,肥胖多年,口渴 5 个月,尿糖(+),空腹血糖 7.9mmol/L,餐后 2h 血糖 12.1mmol/L。本病人应首选的药物或治疗是

    A. 双胍类降糖药

    B. 磺脲类降糖药

    C. 胰岛素

    D. 单纯饮食治疗

    E. 双胍类 + 磺脲类药物

14. 男性,58 岁,体重 65kg,糖尿病病史 3 年,在运动训练时应避免

    A. 有氧运动

    B. 开始运动时心率应小于 80 次 / 分

    C. 开始运动时间超过 20 分钟

    D. 运动频率 3~5 次 / 周

    E. 休息 8 分钟,心率恢复到运动前水平

【B 型题】

(15~17 题共用备选答案)

    A. 4%~6%

    B. 6%~7%

    C. 7%~8%

    D. 8%~9%

    E. >9%

15. 糖化血红蛋白测定,血糖控制不理想的是

16. 糖化血红蛋白测定,血糖控制正常的是

17. 糖化血红蛋白测定,血糖控制极差的是

(18~20 题共用备选答案)

    A. 15%

    B. 30%

    C. 40%

    D. 50%

    E. 55%~60%

18. 糖尿病患者蛋白质摄入量不超过每日总热量的

19. 糖尿病患者脂肪摄入总量每日不超过总热量的

20. 糖尿病患者饮食中糖类应占总热量的

【X 型题】

1. 糖尿病典型的临床症状"三多一少"是指
   A. 多尿   B. 多饮   C. 多食   D. 体重下降   E. 血压升高

2. 糖尿病综合治疗措施包括
   A. 饮食治疗   B. 运动疗法   C. 药物治疗
   D. 监测血糖   E. 糖尿病教育

3. 下列属于糖尿病运动疗法禁忌证的是
   A. 肥胖型 2 型糖尿病   B. 合并急性感染的糖尿病
   C. 严重糖尿病肾病   D. 糖尿病足
   E. 严重的眼底病变

4. 预防糖尿病足的措施,正确的说法是
   A. 注意趾甲的颜色变化   B. 中性肥皂水洗脚
   C. 电热毯暖足   D. 舒适的鞋袜
   E. 洗足后擦干

5. 糖尿病患者血糖控制目标是
   A. 空腹血糖≤6.0mmol/L   B. 餐后 2h 血糖≤8.0mmol/L
   C. HbA1c≤7.0%   D. 尿糖≥2.8mmol/24h
   E. 空腹血糖≥7.0mmol/L

6. 糖尿病社区康复的二级预防包括
   A. 控制体重   B. 定期检查心电图   C. 戒除烟酒
   D. 监测血糖   E. 监测血脂

7. 对糖尿病的康复治疗,正确的做法是
   A. 掌握患者病情和并发症   B. 运动训练前要充分的热身和放松
   C. 餐后 1~2h 运动训练   D. 肌内注射胰岛素
   E. 运动训练过程中准备好含糖食物

8. 糖尿病运动治疗时,有关确定运动强度的最佳指标**不包括**
   A. 靶心率   B. 最大吸氧百分数   C. 血糖
   D. 血乳酸   E. 尿糖

(四)问答题

1. 简述运动疗法的禁忌证。
2. 阐述糖尿病运动疗法的治疗原理。
3. 糖尿病运动的风险有哪些?
4. 糖尿病足的作业疗法包括哪些内容?
5. 阐述糖尿病足的预防措施。

四、参考答案

(一)名词解释

1. 糖尿病: 是指以持续高血糖为其基本生化特征的一种慢性全身性代谢性疾病。主要是由于体内胰岛素分泌绝对缺少,或由于身体对胰岛素的需求量增多而造成的胰岛素相对不足,或由于胰岛素抵抗,从而导致以糖代谢紊乱为主的糖、蛋白质、脂肪代谢紊乱的一种综合病症。

2. 糖尿病足:根据 WHO 定义,糖尿病足是指糖尿病患者由于合并神经病变及各种不同程度末梢血管病变而导致下肢感染、溃疡形成和(或)深部组织破坏的病变。

(二) 填空题

1. 2~3

2. 运动强度　运动时间

(三) 选择题

【A1 型题】

1. C　2. C　3. D　4. B　5. B　6. D　7. D　8. C

【A2 型题】

9. D　10. C　11. B　12. A　13. D　14. C

【B 型题】

15. D　16. A　17. E　18. A　19. B　20. E

【X 型题】

1. ABCD　2. ABCDE　3. BCDE　4. ABDE　5. ABC　6. BDE　7. ABCE　8. BCDE

(四) 问答题

1. 简述运动疗法的禁忌证。

答:(1) 合并各种急性感染。

(2) 伴有心功能衰竭,心律失常,活动后加重。

(3) 严重糖尿病肾病。

(4) 糖尿病足。

(5) 严重的眼底病变。

(6) 新近发生的血栓。

(7) 血糖未得到较好的控制(血糖 >16.8mmol/L)。

(8) 有明显的酮血症、酸中毒等。

2. 阐述糖尿病运动疗法的治疗原理。

答:(1) 增强体能。

(2) 控制血糖。

(3) 维持正常体重。

(4) 增强心、肺功能。

(5) 改善神经功能及精神状态。

(6) 预防并发症。

3. 糖尿病运动的风险有哪些?

答:ADA 指出,运动存在潜在的危险性,特别是已有糖尿病并发症的患者,可能使冠心病加重,运动中血压升高,视网膜出血,尿蛋白增加,足溃疡加重,退行性关节病变加重,以及发生低血糖等。总之,糖尿病患者在做运动之前,要严格选择适应对象,加强监护和指导,以免发生不良后果。

4. 糖尿病足的作业疗法包括哪些内容?

答:糖尿病足溃疡或截肢可影响患者的步行功能,对患者的日常生活活动影响较大。作业治疗的作用主要在于改善患者的步行功能,提高患者日常生活能力。具体方法包括:ADL 训练、矫形器具的正确使用和穿戴、拐杖或轮椅的操作技能训练、假足步行训练、适合患者的职业训练以及适当的环境改造等。

5. 阐述糖尿病足的预防措施。

答:(1)每天检查一遍足部,包括足趾间和趾甲,注意趾甲的颜色变化。

(2)每天用温热的中性肥皂水洗脚,不要加入对组织有刺激性的物质,水温不应超过30~35℃,洗后擦干。

(3)睡觉眠时禁止用暖水袋或电热毯暖足,以免烫伤。

(4)穿的鞋袜要舒适,以免挤压损伤。

(5)避免接触任何刺激或损害足部皮肤的物质,如果损伤已经发生,要尽早到二、三级医院诊治。

（赵 凯）

第七章
精神疾病的社区康复

一、学习目标

1. **掌握** 精神疾病康复的概念与原则、社区精神康复服务的概述、团队设置、服务内容与评估措施。
2. **熟悉** 精神疾病社区康复的措施：家庭干预、社会技能训练、职业康复与个案管理。
3. **了解** 主要几类精神疾病的康复。

二、重点和难点内容

（一）精神障碍的康复

1. **概念和原则** 精神康复医学是康复医学的一个学科分支，与躯体疾病康复相一致，即运用一切可采取的手段，尽量纠正精神障碍的病态表现，最大限度地恢复适应社会生活的精神功能。

精神疾病的康复有三项基本原则为功能训练、全面康复、回归社会。

精神疾病的康复形式，包括相互联系的医院康复和社区康复两部分。从发展趋势来看，其工作重点正逐步从医院康复向社区康复转移。

2. **康复精神医学的发展及现状** 英国、美国是社区精神卫生工作开展得较早、较好的国家。我国的社区精神卫生工作始于1958年在南京召开的全国第一次精神病防治会议。20世纪70年代末以来，进一步建立了由卫生、民政、公安部门为骨干组成的精神病防治工作小组。1991年卫生、民政、公安三部及中国残联根据国务院"中国残疾人事业八五计划纲要"制定了全国精神病防治康复的"八五"实施方案。1990年以来，在我国较为广泛地开展了社会、心理康复、家庭治疗、对患者及家属的心理教育等方面的工作。1996年的"九五规划"提出，对120万重性精神疾病患者进行社会化、开放式、综合性的康复工作。2012年十一届全国人大常委会第二十九次会议审议通过《中华人民共和国精神卫生法》，并于2013年5月1日正式实施，随后，北京、上海等地方性精神卫生条例相继修订和实施。

（二）社区精神康复服务

1. **社区精神康复概述**

（1）社区精神康复的目的：预防精神残疾的发生、尽可能减轻精神残疾程度、提高精神残疾人的社会适应能力、恢复劳动能力。

（2）社区精神康复服务理念：复元理念是一种与个体密切相关的、独特的过程，在这个过程中个体的态度、价值观、情绪、目标、能力和角色等发生变化；是一种生活方式，这种方式下个体虽受疾病限制但仍感到满足和充满希望，并能做出贡献；复元理念包含了超脱精神疾病的灾难性后果而不断成长并在生命中找寻新的意义和目标。其基本内容有以下10项：自主自决、个体化服务、赋权、整体性、起伏中成长、重视个体优势、同伴支持、尊重、个人责任感及希望。

（3）社区精神康复的内容：个人生活自理能力、家庭职能、工作和社会职能、疾病及药物自我管理技能。

（4）社区精神康复的主要形式

1）个案管理：目的是协调各种社区服务，避免相互脱节，提高社区服务质量，以满足患者的多样需求。服务中会指定某一个人或一组人为个案管理者，确保患者获得持续性及综合性的服务。

2）主动式社区治疗程序：由团队人员随时实施，治疗多在患者家中、社区及工作场地，关键在于强调增强患者社区生活适应，为患者的家庭、雇主、朋友、熟人及社区机构等自然支持系统提供支持及咨询，主动延伸服务以确保患者处在 PACT 治疗程序中。

3）日间医院：是精神疾病的社区康复回归社区期间的过渡性"部分住院"形式，即在专业医疗机构中设立，让患者白天来医院接受各种治疗护理，晚上回家，因此这种医院不需要设置床位。

4）社区精神康复机构：是一种具有社会福利性质，对病情稳定的精神疾病患者提供日间照料、心理疏导、娱乐康复、简单劳动、社会适应能力训练等服务的机构。

5）中途宿舍：是精神疾病患者在医院与家庭之间的中间站，其服务对象主要是康复出院但家庭还没有做好接纳准备或无家可归的精神疾病患者。

6）职业康复：是为患者修复或重建职业技能，谋求或维持适当职业的过程，目前的职业康复形式主要有庇护性就业、过渡性就业、支持性就业、公开性就业等。

7）自助式组织：可分为治疗性自助团体、心理社会俱乐部。

2. 社区精神康复团队设置 社区精神卫生服务队伍除了精神科医护人员外，还需要公共卫生医生、心理治疗师或咨询师、社会工作者、康复治疗师、社区精防医生、社区助残员、民警、居委干部、患者家属及志愿者等相关人员，共同组成多学科、多专业的工作团队。

现阶段的基本任务主要包括：健康教育、培训基层卫生人员、开展社区精神疾病和心理障碍的调查、协调社区各种力量、开发社区潜在资源、提供社区心理咨询、参与制定社区精神卫生规划、搜集和分析社区精神疾病资料评估防治康复效果、向各级政府机构宣传和呼吁、将社区服务与科研工作相结合等。

3. 社区精神卫生服务内容 目前社区精神卫生服务的主要服务内容包括：

（1）为社区普通人群提供心理咨询，普及精神卫生知识。

（2）开展精神疾病线索调查。

（3）定期随访，对重性精神疾病进行管理治疗。

（4）开展社区康复治疗，促使早日回归社会。

（5）建立应急处置机制，避免不良事件发生。

（6）建立双向转诊制度，提供无缝隙服务。

4. 社区康复的评估措施 评估是提高社区精神卫生服务效果的重要手段。

康复效果的检测及评估，应有客观的指标和可靠的工具。检测的内容应包括：服务对个人的作用、服务对社区的作用、服务的时间效益比值等。具体地说，即病人或群众对服务开展后的态度和反应（近期效果）；社区环境的改善和有关社区福利政策的落实（中期效果）；一年后或更长时间内各种康复设施的覆盖率扩大、精神病人复发率及住院率的减少、劳动出勤率及康复率的提高，总体残疾率及社会肇事率的降低，以及生活质量的改善等（长期效果）。

（三）精神疾病社区康复措施

对大多数精神疾病患者而言,进行治疗的最基本场所是社区而非医院。许多患者的疾病稳定期存在中至重度的角色功能受损,根据需要可在社区开展以下不同类型的综合性康复措施。

1. 家庭干预 开展家庭干预工作之前,应尽可能事先掌握患者家庭及家属关系中存在的困惑问题或"病态"缺陷,方能在制订方案与举措时切中弊害和有的放矢。

（1）心理教育性家庭干预:心理教育的最基本点,是解释各种可能的病因和可能进行的各种治疗,其后,为更有效地处理人际之间的问题提供建议。

（2）危机取向家庭干预:主要是为解决精神疾病急性期的问题而发展的,包括患者及家属定期与医生会见,治疗者帮助家庭成员有效地识别当前存在的,和（或）将来可能发生的紧张因素,或有潜在破坏倾向的事情,并提供可行的应付手段。

（3）行为训练的家庭干预:更注重于训练整个家庭成员解决内部问题和相互交往的技能。

2. 社会技能训练 基本策略是与人类的学习原理相一致的,都是通过矫正错误的假设和消极的动机建立正性期待。通过联合使用各种信息传递的教学方法及对角色扮演者的某一特异性行为予以鼓励的办法,而达到行为改变的目的,并称之为观察性学习。对于患者的某些基本能够接近靶行为的适宜行为,要予以阳性强化。通过家庭作业及在现实生活中练习的方式,不断使习得的技能能够从一种环境向另一种环境转化或应用,采用故意忽略患者的病态表现或教会患者其他技能等方式,以减少或消除其不适当的行为。

到目前为止已经形成的程式包括药物自我处置程式、症状处置程式、娱乐消遣程式、基本交谈技巧程式、服饰和个人卫生程式及重返社区程式等,都采用以相同的学习步骤。

3. 职业康复

（1）传统职业康复:传统职业康复采取的是"培训 - 就业"的思路,即先给予精神病患者足够的培训,然后再帮助其逐步就业,最终达到完全独立的工作状态。主要包括日间治疗、庇护性就业、职业俱乐部、过渡性就业等。

（2）支持性就业:支持性就业是帮助出院后的精神疾病患者,尽可能地在竞争性市场中找到并从事他们喜欢的工作,从专业工作者那里得到所需技能的培训,和正常人一起工作并获得经济收入,并且得到长期的持续支持。个体支持性就业是目前最为典型,应用最广泛的一种支持性就业方法,采用"安置 - 培训"的方式。

4. 个案管理 个案管理的服务形式是社区干预中的一项关键技术。社区中每个精神疾病患者,都有一个个案管理员负责,帮助患者得到各种精神卫生服务并协助解决其他问题。个案管理者通常是精神科护士、社会工作者、心理治疗师或职业治疗师,与患者是合作平等的关系。

一个完整的个体服务计划是一个封闭的环,包括以下 7 个步骤:现况评估→明确问题→确定改进目标→确定成功的指标→确定达到目标的策略→各环节中病人、家属和个案管理员的责任→进展检查的时间表(→进入下一圈,重新进行现况评估……)

（四）主要精神疾病的康复

1. 精神分裂症 精神分裂症患者的社区康复要领,主要有以下几方面:药物治疗是关键,心理治疗不可少,生活技能需训练,健康教育是保证,职业康复是目标,定期随访不可少。

2. 双相情感障碍 双相情感障碍需要生物学的治疗,即精神药物治疗为主,但心理社会治疗在实际工作中仍是重要的有效辅助治疗手段之一,其中包括心理健康教育、认知行为治疗、人际和社会节律治疗等。

3. 老年期痴呆 老年期痴呆是老年人脑功能障碍导致的以认知、行为和人格变化为特征的一种综合征。早期老年期痴呆的患者应及早给予关怀,以企盼延缓痴呆的进展。痴呆患者的认知功能训练近年来颇受重视,具体包括记忆训练、智力训练及保持患者的躯体健康等方法。

4. 儿童孤独症 儿童孤独症(childhood autism),在日本及中国香港、台湾地区又称自闭症,是广泛性发育障碍的一种亚型。儿童孤独症的治疗应是综合性治疗,采用以教育和训练为主、药物为辅的办法。目前孤独症教育和治疗的主要措施是教育训练、感觉统合训练、听觉统合训练、游戏训练及药物治疗。

三、习题

(一) 名词解释

1. 精神康复医学
2. 复元理念

(二) 填空题

1. 精神康复的三项基本原则是:_____、_____、_____。
2. 精神疾病社区康复的措施有:_____、_____、_____、_____。

(三) 选择题

【A1 型题】

1. 精神康复医学服务的主要对象是
   A. 各类躯体残疾者
   B. 各类精神病和精神障碍的残疾者
   C. 儿童和老年人
   D. 职场人群
   E. 在校学生

2. 《中华人民共和国精神卫生法》正式实施的时间是
   A. 2007 年 3 月 1 日
   B. 2012 年 10 月 26 日
   C. 2013 年 5 月 1 日
   D. 2014 年 11 月 20 日
   E. 2015 年 3 月 1 日

3. 精神疾病康复由两部分组成,分别是
   A. 医院康复和社区康复
   B. 医院康复和日间医院
   C. 医院康复和家庭康复
   D. 家庭康复和社区康复
   E. 个案管理和主动式社区治疗

4. 精神卫生医疗机构和社区卫生服务机构为实现"医院 - 社区"无缝隙服务应建立的制度是
   A. 定期联络   B. 联络会诊   C. 双向转诊   D. 应急处置   E. 信息交换

5. 社区精神康复服务团队描述**错误**的是
   A. 社区精神卫生服务具有较强社会性,所以需要精神科、心理学、社会学等不同专业背景的人员。
   B. 服务团队成员应该保持各自专业的独立性,减少不同专业的融合,应各自采取服务策略。
   C. 提供精神卫生服务的人员基本任务应包括健康教育、培训、开展调查、开发资源、提供社区心理咨询、参与精神卫生规划等。
   D. 社区精神康复服务人员有义务向各级政府机构宣传和呼吁,推动地区精神卫生工作的深入开展。

E. 社区精神康复人员应将社区服务与科研工作相结合,开展各项社区专题研究及理论探讨,以提高服务质量水平。

【A2 型题】

6. 男性,22 岁。因言行怪异,有幻听和被害妄想等症状,1 年前在某精神卫生中心诊断为精神分裂症,目前病情稳定。此患者要巩固疗效,有效控制病情,关键是

    A. 药物治疗   B. 心理治疗   C. 定期随访

    D. 认知行为治疗   E. 职业康复

7. 男性,7 岁。因行为怪癖、智力低下,于今年 6 月来某市精神卫生儿童专科门诊就医,确诊为儿童孤独症。此病的康复主要依靠

    A. 药物治疗   B. 教育训练   C. 家庭干预   D. 健康教育   E. 职业康复

【B 型题】

（8~10 题共用备选答案）

    A. 为社区普通人群提供心理咨询

    B. 开展精神疾病线索调查

    C. 定期随访

    D. 开展社区康复治疗

    E. 应急处置机制

8. 动态掌握社区精神疾病变化的重要手段是

9. 为避免严重精神疾病患者的不良事件发生,精神卫生医疗机构应建立

10. 社区精神卫生服务机构的个案管理员每月应至少一次主动对建档立卡的社区精神疾病患者进行

（11~13 题共用备选答案）

    A. 日间医院

    B. 个案管理

    C. 主动式社区治疗

    D. 中途宿舍

    E. 职业康复

11. 在社区干预技术中,通常由精神科医生、护士、社工、心理治疗师等专业人员根据每位患者的不同特点和需求,制订具有针对性的个体服务计划,并积极整合多方资源,采取医疗、心理、社会等综合性康复策略,促使患者顺利康复。这种康复形式是指

12. 专门为那些适应及功能较差的患者而设计,增强患者社区生活适应,而非侧重精神病理学处理,为患者的各类支持系统提供支持和咨询,主动延伸服务,以利于预防复发、增强社会及职业功能。这种康复形式是指

13. 专门为在精神卫生医疗机构住院治疗痊愈或好转后,回归正常社会前过渡期的康复者服务,模拟家居、社区和工作的环境训练,最终让他们能够顺利回家甚至正常工作。这种康复形式是指

（四）问答题

    1. 社区精神康复的目的是什么?

    2. 试述个案管理的七个步骤。

    3. 精神分裂症患者的主要社区康复措施有哪些?

四、参考答案

（一）名词解释

1. **精神康复医学**：是康复医学的一个学科分支，与躯体疾病康复相一致，即运用一切可采取的手段，尽量纠正精神障碍的病态表现，最大限度地恢复适应社会生活的精神功能。

2. **复元理念**：是一种与个体密切相关的、独特的过程，在这个过程中个体的态度、价值观、情绪、目标、能力和角色等发生变化；是一种生活方式，这种方式下个体虽受疾病限制但仍感到满足和充满希望，并能做出贡献；复元理念包含了超脱精神疾病的灾难性后果而不断成长并在生命中找寻新的意义和目标。

（二）填空题

1. 功能训练　全面康复　回归社会
2. 家庭干预　社会技能训练　职业康复　个案管理

（三）选择题

【A1 型题】

1. B　2. C　3. A　4. C　5. B

【A2 型题】

6. A　7. B

【B 型题】

8. B　9. E　10. C　11. B　12. C　13. D

（四）问答题

1. **社区精神康复的目的是：**

答：（1）预防精神残疾的发生。

（2）尽可能减轻精神残疾程度。

（3）提高精神残疾人的社会适应能力。

（4）恢复劳动能力。

2. **试述个案管理的七个步骤。**

答：（1）现况评估

（2）明确问题

（3）确定康复目标

（4）确定成功指标

（5）采取的策略

（6）设定责任

（7）进度考评和总结

3. **精神分裂症患者的主要社区康复措施有哪些？**

答：药物治疗、心理治疗、生活技能训练、健康教育、职业康复、定期随访。

（蔡　军）

第八章
智力残疾的康复

一、学习目标

1. **掌握** 智力残疾患者的训练计划制订和常用训练方法。
2. **熟悉** 智力残疾评定和训练计划的制订。
3. **了解** 部分智力残疾的病因和转介服务项目及流程。

二、重点和难点内容

第一节 概 述

智力残疾包括在智力发育期间,由于各种原因导致的智力低下;智力发育成熟以后,由于各种原因引起的智力损伤和老年期的智力明显衰退导致的痴呆。

(一)智力残疾的病因

智力残疾病因包括生物医学因素和社会心理文化因素。前者指脑在发育过程中接受到的各种不利因素,它们可使脑的发育不能达到应有水平,最终影响智力;后者指文化剥夺、教养不当、感觉剥夺等因素可使后天信息输入不足或不适当,从而影响智力水平。

(二)智力残疾的评定

首先,应根据智商和适应行为及发病年龄判定有无智力残疾,再进一步寻找引起 MR 的原因。在诊断过程中,应详细收集患者的病史,全面进行体格和神经精神检查,判定其智力水平和适应能力,做出临床判断。同时,配合适宜的智力测验方法,即可做出诊断并确定智力残疾的严重程度。

轻度智力残疾多用智力测验,重度以上 MR 采用智力测验方法往往有困难,必须依靠行为评定量表,而评定量表对鉴别轻度智力残疾时,又不及智力测验可靠。

1. **筛查性测验** 测试的内容大多是从各种经典的智力测验方法中选出。常用的有丹佛智力发育筛查法(DDST)和图片词汇测试(PPVT)。

2. **诊断测验** 常用的量表包括格塞尔发育量表(Gesell)和贝利婴儿发育量表(Bayley)。

3. **婴幼儿智力残疾早期筛查** 如果婴幼儿出现以下多项行为表现,应及早到专业机构做智力残疾筛查。

(1)出生 10~16 周后仍不出现社会性微笑(对抚育者表现出的交往性微笑),对声音缺乏反应,不注意别人说话。

(2)吸吮能力差,咀嚼晚,喂养困难,吃固体食物时容易出现吞咽障碍和呕吐。

(3)哭声尖锐,或呈尖叫、哭声无力,缺乏音调变化。

（4）视觉功能发育不佳,不注意注视周围人和事物,缺乏双眼追视物体的活动。

（5）8个月后仍持续关注自己手的动作。

（6）1岁半后还经常淌口水。

（7）2岁后还故意把东西往地上扔。

（8）2~3岁还经常把玩具或手边物品放进嘴里。

（9）四肢协调能力弱,2~3岁后走路两脚依然相互乱碰。

（10）清醒时有磨牙动作。

（11）对周围事物和玩具缺乏兴趣或兴趣短暂、精神不集中、反应迟钝。

（12）多睡,睡眠不宁,入睡难或易醒。

（13）过度激惹、惊跳,无目的地多动。

（14）肢体自主活动少,动作僵硬。

（15）运动或动作发育明显落后于同龄儿。

（三）智力残疾的分级

一级智力残疾（极重度） IQ值在20或25以下。

二级智力残疾（重度） IQ值在20~35或25~40之间。

三级智力残疾（中度） IQ值在30~50或40~55之间,适应行为不完全。

四级智力残疾（轻度） IQ值在50~70或55~75之间。

第二节 康 复 训 练

（一）训练计划制订

智力残疾的治疗强调早期治疗,需要应用医学、社会教育、职业训练等综合措施进行康复。

1. 个别康复训练计划 个体计划是教育训练的精华,目的是保证患者能成功参与同年龄相符的活动和日常生活。

2. 社区康复训练计划 是指为安置在康复机构的智力残疾患者制订的康复训练计划。该计划以个别康复训练计划为依据,设计如何在社区中有效地实施康复训练。

3. 家庭康复训练计划 家人在康复训练中应做好以下几方面的工作。

（1）建立正确的态度,建立良好的家庭康复训练环境:树立信心,尊重患者,有意识地培养和保护患者的自尊心和自信心。

（2）制订训练计划:家庭训练计划的制订是非常重要的,计划的制订要根据患者的实际能力,过高,达不到,容易产生挫败感;过低,起不到应有的效果,也耽误了康复时间。

（二）常用训练方法

1. 运动能力训练

（1）翻身:包括由仰卧位翻到侧卧位、由侧卧位翻到俯卧位、由俯卧位翻到仰卧位三个目标。

（2）坐:包括端坐位和长坐位两个目标。训练器具是垫子、墙。

（3）爬:包括能用双手、双膝支撑身体和能手膝并用四肢爬和俯爬两个目标。

（4）站:包括扶物站立、独立站立两个目标。训练器具是墙、床、椅子、双杠。

（5）步行:包括维持支撑期、维持摆动期两个目标。

（6）上下台阶：包括上台阶与下台阶两个目标。训练器具是楼梯、牵引物（绳、棍等）。

（7）跑：包括在辅助下跑、独立跑两个目标。训练器具是跑步机、平整的地面。

（8）伸手取物：包括有意识地伸手、五指抓握物体两个目标。

（9）捏取：包括两指张开、捏住物品、取回物品三个目标。

（10）拧瓶盖：包括握住瓶盖、腕部旋转两个目标。

（11）系扣子：包括看准扣眼儿、两手配合扣好扣子两个目标。

（12）穿珠子：包括一手拿珠一手拿线、把线穿过珠子、双手配合摆珠三个目标。

（13）折纸：包括把纸抚平、将纸对折、沿直线抹平纸三个目标。

2. 感知能力训练

（1）注视物体：包括注视 - 固定物体、向不同方位集中视力（上、下、左、右）两个目标。

（2）追视移动的物体：包括追视无规律移动的物体、追视有规律移动的物体两个目标。

（3）分辨生活中常见的声音：包括寻找声音的来源、理解声音的作用并了解即将发生的事情两个目标。

（4）味觉分辨：包括分辨各种常见味道而让患者的味觉与词语建立联系、通过辨别味道而让患者来分辨物品两个目标。

（5）分辨气味：包括分辨各种常见气味并建立气味的概念、表达闻到的气味两个目标。

（6）触觉分辨：包括分辨各种感觉（冷暖、凉热、粗细、糙滑、软硬、湿干等）和分类物品的质地两个目标。

3. 认知能力训练

（1）认识物体的存在：包括找到藏起来的东西、理解图片的意义两个目标。

（2）物品分类：包括将物品分成两组、将物品分类和按相关功用把物品分类三个目标。

（3）认识物体间常见的关系：包括分辨大小、长短、高矮三个目标。

（4）认识颜色：包括建立颜色概念、将颜色配对、把颜色分类三个目标。

（5）认识方位：包括认识前后、左右、上下等目标。

（6）认识形状：包括建立形状的概念、进行形状配对与形状分类等目标。

（7）分辨有无：包括分辨实物的有无、分辨图片的有无两个目标。

（8）认识水果、蔬菜等食品：包括建立概念、有效利用概念两个目标。

（9）认识时间：包括建立大的时间段概念（年、月、日、白天、黑夜、上午、下午等）、认识电子表显示的时间、认识钟表的时间三个目标。

4. 日常生活能力训练

（1）排便训练方法：在患者吃完早饭的几分钟内就让他上厕所，一边用手扶着他的背和胳肢窝，一边做诱使排便的动作和声音，如"嗯""用劲"等，就可引起便意。

（2）进食训练法：先让患者在饭桌前坐端正，然后教给他正确用手拿勺子的方式。开始可把饭或菜放到勺子里，用手去拿患者的手帮他把饭送到嘴边，渐渐地让患者自己用勺挖饭或菜，自己把饭菜送到嘴里。

（3）穿脱衣服的训练法：穿衣服的训练可分为三步。

（4）穿脱鞋的训练：对患者来说，穿鞋和脱鞋训练的关键在于，使患者知道左脚和右脚该穿哪一只鞋子。

（5）洗漱训练法：洗手洗脸的训练可分成三步。

（三）智力残疾的职业教育

1. **加强对义务教育段高年级智力残疾者的职业教育** 发展智力残疾人职业教育对其将来更好地生活自理、谋职就业，顺利地融入并适应社会的意义重大。

2. **试点建立智力残疾者初级职业培训学校** 采取多种形式，扩大高中阶段教育资源，大力发展以职业教育为主的残疾人高中阶段教育。

（四）智力残疾的预防

一级预防：采取措施积极防止或减少智力障碍的发生。

二级预防：采取措施阻止一些致病因素导致的智力障碍。

三级预防：旨在减轻智力障碍造成的消极后果。

第三节 转 介 服 务

（一）转介服务流程

定点医疗机构负责对疑似残疾进行确诊，建立残疾信息数据库，将有医疗需求的智力残疾者转介至相关医疗机构进行诊治，将有康复需求的智力残疾人信息转介至残联。残联负责将有康复需求的智力残疾人转介至相应康复机构接受康复，促进功能改善，减轻残疾程度，进行康复安置。建立卫生和残联相互协作智力残疾人数据库，通过网络对智力残疾进行筛查，将可疑智力残疾人相关数据录入数据库，残疾诊断机构将智力残疾的诊断情况录入数据库。

（二）转介服务项目

智力残疾的早期症状表现有很多，当出现智力残疾的某个症状时要善于分辨，出现以下情况，应及时到医院检查，排除智力残疾的隐患。

1. 早年发育较正常儿略迟缓，且不像正常儿那样活泼，对周围事物缺乏兴趣。

2. 做事或循规蹈矩，或动作粗暴。言语发育略迟，抽象性词汇掌握少。

3. 分析能力差，认识问题肤浅。学习成绩差，能背诵文章，但不能正确运用，算术应用题完成困难。

4. 遇事缺乏主见，依赖性强，不善于应付外界的变化，易受他人的影响和支配，能在指导下适应社会。

5. 语言功能发育不全，吐词不清，词汇贫乏，只能进行简单的具体思维，抽象概念不易建立。

6. 对周围环境辨别能力差，只能认识事物的表面和片段现象。

7. 缺乏自我保护的本能，不知躲避明显的危险。情感反应原始，感觉和知觉明显减退。运动功能显著障碍，手脚不灵活或终生不能行走。常有多种残疾和癫痫反复发作。

三、习题

（一）名词解释

智力残疾

（二）选择题

【A1 型题】

1. 智力残疾的筛查性测验

A. ADL 量表　　　　　B. 丹佛智力发育筛查法　　　　　C. 贝利发育量表

D. 格塞尔发育量表　　　　　　　E. 粗大功能评定

2. 根据世界卫生组织(WHO)和美国智力低下协会(AAMD)的智力残疾的分级标准,按其智力商数(IQ)及社会适应行为来划分,将智力残疾分为的等级是

　　A. 4个　　　　　B. 5个　　　　　C. 6个　　　　　D. 7个　　　　　E. 10个

3. 智力残疾康复训练方法要因人而异,重要的是及时给予

　　A. 语言治疗　　　　　　　　　B. 运动训练　　　　　　　　　C. 心理治疗

　　D. 强化和适当提示　　　　　　E. 药物治疗

4. 智力残疾的一级预防旨在

　　A. 消除一切引起智力残疾的致病因素

　　B. 采取措施积极防止或减少智力障碍的发生

　　C. 减轻智力障碍造成的消极后果

　　D. 减轻患者家庭负担

　　E. 减轻运动障碍

【X 型题】

1. 为智力残疾者制订一个完整的个别康复训练计划,包括

　　A. 个案资料整理　　　　　　　B. 康复训练评估项目　　　　　C. 评分依据

　　D. 效果判定　　　　　　　　　E. 认知能力测试

2. 智力残疾者分辨气味训练包括分辨各种常见气味并建立

　　A. 气味的概念　　　　　　　　　　　B. 表达闻到的气味

　　C. 学会如何闻气味能力　　　　　　　D. 对味觉敏感性

　　E. 恢复味觉的能力

3. 智力残疾者穿衣服的训练可分为

　　A. 对于能力较好的患者要在训练独自穿衣服的能力

　　B. 要求患者一定自己穿衣服

　　C. 训练在他人的简单帮助下把衣服穿好

　　D. 必须他人帮助穿衣服

　　E. 对于能力较差的患者,训练他能主动配合把衣服穿好

（三）问答题

　　1. 简述智力的转介服务项目。

　　2. 简述智力残疾者社区康复训练计划。

四、参考答案

（一）名词解释

智力残疾:是指人的智力明显低于一般人的水平,并显示适应行为障碍。智力残疾包括:在智力发育期间,由于各种原因导致的智力低下;智力发育成熟以后,由于各种原因引起的智力损伤和老年期的智力明显衰退导致的痴呆。

（二）选择题

【A1 型题】

　　1. B　2. A　3. D　4. B

【X 型题】

1. ABCD　2. AB　3. ACE

（三）问答题

1. 简述智力的转介服务项目。

答：智力残疾的早期症状表现有很多，当出现智力残疾的某个症状时要善于分辨，出现以下情况，应及时到医院检查，排除智力残疾的隐患。

（1）早年发育较正常儿略迟缓，且不像正常儿那样活泼，对周围事物缺乏兴趣。

（2）做事或循规蹈矩，或动作粗暴。言语发育略迟，抽象性词汇掌握少。

（3）分析能力差，认识问题肤浅。学习成绩差，能背诵文章，但不能正确运用，算术应用题完成困难。

（4）遇事缺乏主见，依赖性强，不善于应付外界的变化，易受他人的影响和支配，能在指导下适应社会。

（5）语言功能发育不全，吐词不清，词汇贫乏，只能进行简单的具体思维，抽象概念不易建立。

（6）对周围环境辨别能力差，只能认识事物的表面和片段现象。

（7）缺乏自我保护的本能，不知躲避明显的危险。情感反应原始，感觉和知觉明显减退。运动功能显著障碍，手脚不灵活或终生不能行走。常有多种残疾和癫痫反复发作。

2. 简述智力残疾者社区康复训练计划。

答：社区康复训练计划，是指为安置在康复机构的智力残疾患者制订的康复训练计划。该计划以个别康复训练计划为依据，设计如何在社区中有效地实施康复训练。计划中应考虑康复训练机构的条件和训练方式。社区康复训练的主要形式有单元活动、学科活动、个别补救训练等，同时应该有一个比较详细的一日活动安排来指导每天的活动。对于需进行社区康复的智力残疾患者，教育、卫生、民政、劳动保障、残联等有关部门密切配合，各司其职，协同工作，依托特殊教育学校、社区服务机构、福利企事业单位等，开展智力残疾综合康复服务。

（吕　洋）

第九章
言语 – 语言障碍的康复

一、学习目标

1. **掌握** 脑瘫、失语症、听障等人群言语语言障碍的康复治疗方法,吞咽障碍的康复治疗方法。

2. **熟悉** 脑瘫、失语症、听障等人群言语语言障碍的常见类型和临床表现,吞咽障碍的常见类型和临床表现。

3. **了解** 脑瘫、失语症、听障等人群言语语言障碍的评定方法,吞咽障碍的评定方法。

二、重点和难点内容

(一)概述

1. 言语与语言

(1)言语(speech)是人们运用语法规则,将语言材料通过口头形式表达出来的过程,是通过呼吸系统(肺)、发声系统(声带)和构音系统(声道)等三个系统的协调运动来实现的,它具有更明显的个体特征和个性风格。言语是有声语言(口语)形成的机械过程,是需要个体参与的行为,它会随着个体的消亡而消亡。

(2)语言(language)是整个社会群体所共同使用的一种符号系统,如汉语、英语、法语或俄语,更强调全民性和共同性。语言就是人类社会中约定俗成的符号系统,不依赖于个体,可以一直持续下去。

2. 言语与语言障碍

(1)言语障碍主要有 3 类:构音障碍、口吃和嗓音障碍,其临床表现为呼吸、发声、共鸣、构音和语音功能的异常。

(2)语言障碍主要有 2 类:失语症和语言发育迟缓。语言发育迟缓可分为语言符号障碍、语言表达障碍、语言水平落后于同龄儿童、理解语言符号但不能表达、语言交流态度障碍。

(二)脑瘫儿童的言语语言康复

1. 常见类型及其临床表现

(1)构音障碍:不同类型脑瘫儿童,其构音障碍的具体表现不同。

1)痉挛型脑瘫儿童:多因舌、唇运动差,软腭上抬困难而表现出说话缓慢 . 费力,鼻音较重,语音语调异常。

2)共济失调型脑瘫儿童:多由构音肌群运动控制能力差,舌抬高和交替运动不能或欠佳而引起。表现为发音不清、含糊、重音过度或无重音,言语速度慢等特征。

3)手足徐动型脑瘫:多因说话时舌运动不恰当引起。表现为语调差,语速快,伴有颤音。

4)混合型脑瘫:其表现因病变部位不同而不同。

（2）语言发育迟缓

1）定义：语言发育迟缓，也称为语言发展障碍，是指处于语言发展期的儿童因视觉、听觉、情绪障碍、脑伤，智力落后及环境因素等众多因素所致的在预计的时期内无法像正常儿童一样用语言符号进行语言理解与表达，与他人的日常生活语言交流也不能像正常儿童那样进行。

2）临床表现：开始说话的时间比较晚，词汇量少，词汇飞跃出现的时间晚，甚至没有。抽象词和功能词等复杂词的运用能力获得迟，组句能力获得迟等。

（3）呼吸、进食吞咽问题

1）呼吸问题：呼吸问题对言语有直接的影响，主要表现为呼吸不规则、呼吸表浅致发音动力不足，进而出现声音响度低等。

2）进食吞咽问题：表现为进食时，舌突然不自主地伸吐、回缩或侧向运动等。

2. 康复评定

（1）评价言语障碍

1）言语器官检查：是通过对发音器官的结构形态及运动的肌力、速度、范围等进行观察，确定是否存在结构异常和运动障碍。评定范围主要包括呼吸、硬腭、舌、面部、口部、下颌等。另外，还需进行口腔反射检查及进食检查。

2）构音检查：目前主要采用的是中国康复研究中心的构音障碍检查法和华东师范大学的《汉语构音能力测验词表》。

（2）评价语言障碍：目前国内主要应用的是出汉语版 S-S 评定法，它原则上适用于 1~6 岁的儿童。如果语言发育迟缓儿童的语言能力未超过 6 岁普通儿童的水平，那么该工具也适用 6 岁以上的此类儿童。

3. 康复治疗

（1）言语功能训练

1）构音训练：针对构音功能的训练包括下颌、唇、舌等构音器官的运动训练和构音语音训练两个部分。

下颌、唇、舌的训练：在充分放松的基础上，对脑瘫儿童进行构音器官训练，应首先集中训练运动力量、范围和运动准确性，随后再进行速度、重复和交替运动训练，这些运动对产生准确的、清晰的发音是非常重要的。

构音训练应由易到难，先发元音，再发辅音，按单音节→词→句子→短文的顺序训练。声母、韵母的构音矫治训练，是构音训练的主要内容。

2）呼吸训练：呼吸是言语产生的动力源，分为生理呼吸和言语呼吸，两种呼吸轻松自如才能形成自然的言语声音。呼吸训练前儿童要充分放松，调整好坐姿。若儿童年龄小又不能坐稳，可取抱姿或将儿童放入座姿椅，四周用毛巾垫好，使儿童躯干、头部保持直立。

（2）语言功能训练：语言能力训练是针对脑瘫儿童的语言发育迟缓开展的。训练以手势符号导入，进行口语的理解和表达训练，最后提高儿童的交流能力。这个长期的训练过程中，治疗师要善用游戏这种训练方式，家长要积极参与训练。

（3）代偿性交流手段：经言语训练、语言训练、中医治疗等综合康复训练后，部分伴随有中、重度言语语言障碍的脑瘫儿童仍无法使用手势、语言符号交流，此时需让儿童使用适合的代偿性沟通手段。常用的有沟通板、沟通手册、电子沟通装置等。

（三）失语症的言语语言康复

1. 常见类型及其临床表现 失语症（aphasia）是一种由各种大脑神经系统损伤引起神经

性语言障碍,而脑血管疾病、脑外伤、脑部肿瘤等最常见的病因。根据患者病变部位和临床表现的不同,可将失语症分为非流畅性、流畅性和皮质下失语三大类型。这三大类型失语症言语语言障碍的主要特点各不相同。

2. 康复评定 对于失语症的评估主要是围绕言语语言、阅读、书写、认知能力等方面开展的,目前在国内常用的失语症评估方法有汉语失语症成套测验、汉语标准失语症检查和汉语波士顿失语症检查法,详见本套教材《语言治疗学》。

3. 康复治疗 失语症治疗的目的,是通过各种方法帮助改善患者的语言和交流能力,使其听、说、读、写能力最大限度地接近或达到正常水平。

(1)听理解的治疗:在临床给失语症患者进行听理解治疗时,可以按照此顺序进行:词语的听理解——句子的听理解——短文理解。

(2)口语表达治疗——命名:命名是最常用的口语表达能力之一,它是形成语法正确、有交流功能句子的基础。可采用补完句子、语音提示、音节提示、语音口型提示、个性化口语提示、物体功能的描述、动作的描述和说明、患者自己描述目标物、患者自己展示目标物功能、将目标实物或实物卡片与相应的文字匹配、患者书写目标物所对应的文字、以相关的声音作为刺激、采用近义词、反义词、同类词或上位概念作为刺激等形式进行治疗。

(3)口语表达治疗——长句:治疗师可以通过扩展言语表达的内容、动作图卡和故事、对话训练等形式进行治疗。

(4)阅读技能治疗:阅读技能治疗目标的确定,取决于患者发病前的阅读水平和对阅读的需求现状。可以按照此顺序进行治疗:阅读生活常用材料、阅读报纸和书籍等、阅读并理解书面文字、阅读并理解短语和句子、阅读并理解短文和其他更为复杂的材料。

(5)书写技能治疗:书写技能治疗目标的确定,取决于患者发病前的书写水平和对书写的需求现状。可以按照此顺序进行治疗:功能词的书写、功能清单的书写、留言和地址等内容的书写、填写表格、写书信。

(四)听力障碍儿童的言语语言康复

听力障碍儿童(即人们习惯上所称的聋儿)是指那些由于先天或后天因疾病、外伤等原因,导致双耳听力丧失或听觉障碍,听不到或听不清周围环境的声音,以致难以同普通人一样进行正常的语言学习和交往的儿童。

1. 常见类型及其临床表现 听障儿童由于听力的损失(即使配戴了助听器,植入了人工耳蜗),不能够清晰全面地捕捉语音信息,同时由于听反馈不能正常地发挥作用,导致其容易产生嗓音、构音、语言等方面的障碍。

2. 康复评定

(1)评价嗓音障碍

1)评价呼吸情况:观察患者分别在平静和言语状态下的呼吸习惯,测试最长声时等。

2)评价发声情况:记录患者音调、响度和音质的情况。

3)评价共鸣情况:记录患者口腔和鼻腔共鸣的情况。

(2)评价构音障碍:主要是评价声母、韵母的构音情况,记录是否存在音位遗漏、歪曲、替代等现象。可利用《汉语构音能力测验词表》、构音障碍检查法等标准化测试工具来评判患者的构音水平。

(3)评价语言障碍:参照本章第二节中脑瘫儿童语言障碍的评价方法进行。

3. 康复治疗 在对听力障碍儿童进行言语语言康复训练之前,有一点必须明确:必须对患儿进行听觉训练,以帮助其能辨识和理解环境声、言语声、音位对或词对、短语和句子等。以此为基础,还需要对此类患儿进行以下训练。

(1)嗓音、构音训练:治疗师必须注意并干预患儿的任何嗓音异常和鼻腔共鸣异常,对于存在嗓音障碍的患者,还可以考虑使用视听反馈技术等进行治疗。在进行构音训练时,治疗师应更多地关注塞擦音、擦音和塞音的训练,并为患儿提供大量的视觉提示。

(2)口语表达训练:应尽早对听力障碍患儿进行口语表达训练;在训练初期,治疗师应教授患儿一些日常生活中常用的功能词;可以通过同时呈现视觉和听觉刺激,来帮助患儿更好地理解并表达目标内容;还应该注意教授一些听障患儿很容易混淆的结构和概念等。

(五)帕金森病的言语语言康复

1. 常见类型及其临床表现 帕金森病患者常见的言语语言障碍,是运动功能减退性构音障碍。其主要表现为呼吸障碍、发声障碍、共鸣构音障碍、韵律障碍、吞咽功能下降。

2. 康复评定 对于帕金森病言语语言障碍的评估,主要可以从以下几个方面开展的:日常言语的记录;各种言语活动测试;评价运动切换速度;评价非言语状态下言语产生系统的功能;评价平静和言语状态下的呼吸情况;评价发声障碍;评价共鸣障碍;评价构音障碍;评价韵律障碍;评价言语可懂度和清晰度。

3. 康复治疗 从整体上来说,针对帕金森病患者言语语言障碍的治疗目的是:改善呼吸、发声、共鸣、构音、韵律障碍,提高沟通的效率、效力和自然性,提高言语的生理支持,教授患者进行自我纠正、自我评价和自我监控的技能,教会患者使用必要的代偿性动作和 AAC 辅助沟通系统。在临床上,治疗师还可以采用以下一些方法对患者进行治疗。

(1)调整呼吸:可进行提高声门下压训练、最长声时训练、逐字增加句长训练、呼气控制训练、负重言语训练、腹部施压训练、缓慢平稳呼气训练,以及调整患者姿势,提高呼吸支持训练。

(2)调整发声:可进行改变响度训练、改变音调训练和替代性发声训练。

(3)调整共鸣:可进行增加口腔共鸣训练和减少鼻腔共鸣训练。

(4)调整构音:可调整患者的姿势、进行下颌控制训练和构音训练。

(5)调整韵律:通过使用听觉延迟反馈技术(delayed auditory feedback,DAF)、节拍器或者轻敲手指等方式,帮助患者控制语速。配合使用重读训练,可以使其在言语表达过程中正确地使用重音。

(六)吞咽障碍的康复

1. 常见类型及其临床表现 吞咽障碍可以发生在吞咽过程中的不同时期,这包括咀嚼期、口腔准备期、口腔期、咽腔期和食管期,不同时期的障碍表现各不相同。

2. 康复评定 吞咽障碍的评估应该包括详细病史的采集,对患者及其家属的问诊也都是必须的。除此之外,吞咽障碍的评估主要可以从以下几个方面开展:言语、嗓音、语言和书写技能的记录。

形象语言和抽象语言理解能力的筛查;喉部检查;检查唇的运动能力;检查患者舌前部和舌后部的运动功能;检查咀嚼功能;检查软腭和咽壁功能;检查口腔灵敏度;观察患者的进食。

改良吞钡试验;压力计检查;表面肌电检查。

3. 康复治疗 吞咽障碍的治疗可分为直接治疗、间接治疗和临床医学干预等三大类。直接治疗是指直接做吞咽动作,改善吞咽的病理生理状况。如果患者的吞咽障碍较严重,可以首先采用间接治疗方法,当患者的吞咽功能改善后,再进行直接训练,直接训练的同时仍可并用间接策略。临床医学干预主要是指通过外科手术的方式来解决吞咽障碍的。言语语言治疗师主要负责实施直接和间接两类治疗。

（1）直接治疗：将食物或液体放在患者的口中来诱导其进行吞咽，直接治疗主要用来减少不同时期明显的吞咽障碍。

（2）间接治疗：间接治疗时，不需要用到食物，而是需要不同的训练来增加患者肌肉的力量。

三、习题

（一）名词解释
1. 语言发育迟缓
2. 听力障碍儿童

（二）选择题

【A1 型题】

1. 脑瘫儿童最常见的言语障碍是

   A. 共鸣障碍　　B. 呼吸障碍　　C. 嗓音障碍　　D. 构音障碍　　E. 语音障碍

2. 对于经过言语训练等综合康复训练后，仍无法使用手势、语言符号交流的脑瘫儿童最好的处理方法是

   A. 在自然情景中教给儿童与人交流的规则

   B. 鼓励儿童参加家庭和社会活动

   C. 词汇获得和增加训练

   D. 呼吸方式异常的训练

   E. 代偿性交流手段

3. 帕金森病患者常见的言语语言障碍**除外**

   A. 呼吸障碍　　B. 发声障碍　　C. 共鸣障碍　　D. 韵律障碍　　E. 语言障碍

4. 对言语活动来说，哪种呼吸方式最符合呼吸的生理规律

   A. 腹式呼吸　　　　　　　B. 胸式呼吸　　　　　　　C. 胸腹联动式呼吸

   D. 抬肩式呼吸　　　　　　E. 以上均是

【A2 型题】

5. 男性，2 岁，极重度感音神经性聋患儿，构音清晰度和可懂度均低，只能发简单的 /ba/、/ma/ 音，说话声音小。此病人现在最需要进行的干预措施是

   A. 构音训练　　　　　　　B. 呼吸训练　　　　　　　C. 发声训练

   D. 语言训练　　　　　　　E. 配戴助听器或植入人工耳蜗

6. 男性，70 岁，确诊帕金森病 5 年，自发语言较流畅，但常出现破音、响度低下和嘶哑声的情况。此病人最可能的言语障碍类型是

   A. 呼吸障碍　　B. 发声障碍　　C. 共鸣障碍　　D. 韵律障碍　　E. 语言障碍

【X 型题】

1. 属于言语障碍的有

   A. 构音障碍　　　　　　　B. 口吃　　　　　　　　　C. 失语症

   D. 语言发育迟缓　　　　　E. 嗓音障碍

2. 主要用于构音功能评估的工具有

   A. 汉语版 S-S 评定法

B. 中国康复研究中心的构音障碍检查法

C. 华东师范大学的《汉语构音能力测验词表》

D. 汉语失语症成套测验

E. 汉语波士顿失语症检查法

3. 非流畅性失语症言语语言障碍的主要临床表现

A. 言语费力 B. 语速缓慢 C. 语法错乱

D. 构音良好 E. 语言韵律良好

4. 关于脑瘫儿童进食吞咽问题描述**正确**的有

A. 几乎所有的徐动型、共济失调型及痉挛型脑瘫儿童都存在进食吞咽问题

B. 是由口腔诸器官的协调运动功能障碍导致

C. 表现为进食时,舌突然不自主地伸吐、回缩或侧向运动

D. 下颌运动稳定性低,咬合反射残存,咬肌强力收缩,牙关紧闭

E. 口腔敏感,觅食反射残存,呕吐反射过于敏感

5. 关于《汉语构音能力测验词表》描述**正确**的有

A. 评估过程分为两步:获得语音资料和分析语音资料

B. 获得儿童语音的诱导方式主要有三种:提问、提示和模仿

C. 就构音能力而言,只要能在提示下回答出目标音,任务就完成了

D. 记录时主要分为四种情况:正确"√",扭曲"⊗",遗漏"⊖",替代(所发音的拼音)

E. 为了保证分析结果的准确性,要求儿童每个字发音 3 遍,每个音的发音时间以及音与音之间的间隔时间均为 1~2s

6. 关于脑瘫儿童的构音语音训练描述**正确**的有

A. 构音训练应由易到难

B. 先训练韵母构音语音训练,再进行声母构音语音训练

C. 应按单音节→词→句子→短文的顺序进行训练

D. 对理解能力较差的患儿,需治疗师以正确的发音特征为基础,结合口部运动治疗法,帮助其找到正确的发音部位,并掌握正确的发音方法

E. 对理解能力好、视觉功能异常的患儿,可通过准确示范或画图、视频、照镜子让其看清发音的部位和方式,然后引导其发音

7. 可用于训练失语症患者命名能力的方式有

A. 短文理解 B. 音节提示 C. 补完句子

D. 物体功能的描述 E. 对话训练

8. 为了提高帕金森病人的言语呼吸能力,可以采用的训练方式是

A. 可在气压计或压力传感器的辅助下,进行持续提高声门下压的训练

B. 负重言语训练

C. 改变音调训练

D. 减少鼻腔共鸣训练

E. 缓慢平稳呼气训练

9. 需要言语语言治疗师干预的吞咽障碍的时期是

A. 咀嚼期 B. 口腔准备期 C. 口腔期 D. 咽腔期 E. 食管期

（三）问答题

言语与语言的区别和联系？

四、参考答案

（一）名词解释

1. 语言发育迟缓：也称为语言发展障碍，是指处于语言发展期的儿童因视觉、听觉、情绪障碍、脑伤、智力落后及环境因素等众多因素所致的在预计的时期内无法像正常儿童一样用语言符号进行语言理解与表达，与他人的日常生活语言交流也不能像正常儿童那样进行。一些研究者认为，从三个指标可以认定儿童存在语言发展迟缓，分别是语言发展起步的年龄较晚、发展的速度较慢、发展的程度较正常儿童低。

2. 听力障碍儿童：即人们习惯上所称的聋儿，是指那些由于先天或后天因疾病、外伤等原因，导致双耳听力丧失或听觉障碍，听不到或听不清周围环境的声音，以致难以同普通人一样进行正常的语言学习和交往的儿童。

（二）选择题

【A1 型题】

1. D　2. E　3. D　4. A

【A2 型题】

5. E　6. B

【X 型题】

1. ABE　2. BC　3. ABC　4. ABCDE　5. ABDE　6. ABCD　7. BCD　8. ABE　9. ABCD

（三）问答题

言语与语言的区别和联系？

答：言语（speech）是人们运用语法规则，将语言材料通过口头形式表达出来的过程，是通过呼吸系统（肺）、发声系统（声带）和构音系统（声道）等三个系统的协调运动来实现的，它具有更明显的个体特征和个性风格。语言（language）是整个社会群体所共同使用的一种符号系统，如汉语、英语、法语或俄语，更强调全民性和共同性。通俗讲，言语是有声语言（口语）形成的机械过程，而语言就是人类社会中约定俗成的符号系统，人们通过应用这些符号达到交流的目的。因此，语言不依赖于个体，可以一直持续下去，而言语是需要个体参与的行为，它会随着个体的消亡而消亡。

言语障碍主要有 3 类：构音障碍、口吃和嗓音障碍，其临床表现为呼吸、发声、共鸣、构音和语音功能的异常。语言障碍主要有 2 类：失语症和语言发育迟缓。语言发育迟缓可分为语言符号障碍、语言表达障碍、语言水平落后于同龄儿童、理解语言符号但不能表达、语言交流态度障碍。

（万　勤）

第十章
残疾儿童的筛查与康复

一、学习目标

1. **掌握** 听力损失的早期症状、筛查方法;视力障碍的早期症状、筛查方法;视力障碍儿童的早期康复;全身运动评估的概念;全身运动评估结果分析;儿童孤独症的概念;孤独症的早期症状(两岁前)和筛查方法。

2. **熟悉** 残疾儿童的筛查的基本原则;社区残疾儿童康复的工作内容;儿童听觉言语康复原则;儿童听力障碍的预防 GMs 录像记录规范;GMs 录像评估规范。

3. **了解** 社区残疾儿童筛查的工作方法;社区残疾儿童康复的工作方法;脑瘫儿童的康复治疗;儿童孤独症的康复治疗。

二、重点和难点内容

(一)概述

1. 残疾儿童的筛查

(1)社区残疾儿童筛查的基本原则:以二级预防为总目标,早期发现和治疗,阻止疾病的发展。各级医疗卫生部门和社区残疾人工作等部门,以及家长一起确保社区的儿童获得及时的早期诊断,并及时转介,使残疾儿童获得适宜的早期康复。

(2)社区残疾儿童筛查的工作方法

1)医疗卫生部门的工作

2)提升家长的健康管理能力

3)社区各方资源的配合

2. 残疾儿童的康复

(1)社区残疾儿童康复的工作内容:与社区残疾儿童筛查部门有效配合,在社区水平建立、支持和实施残疾儿童康复服务,并协助转介获得更为专业的儿童康复服务。

(2)社区残疾儿童康复的工作方法

1)医疗卫生部门的工作

2)提升家庭康复能力

3)社区各方资源的支持

(二)听力障碍儿童的早期筛查和康复

1. **概述** 听力障碍是常见致残性疾病之一,正常新生儿中,双侧先天性听力障碍的发病率约为3‰,居目前可筛查的出生缺陷疾病之首。如果不能早期发现这些听力损失的儿童,就不可能对其提供早期诊断和早期干预的服务,他们就可能因听力损失致残。因此,儿童的听力问题备受关注,而学龄前儿童听力筛查是避免儿童因耳聋致残的关键。

2. 婴幼儿听力损失的早期症状 1~3个月：对于突然而来的巨响（如关门声、鞭炮、耳边拍手）等毫无反应。

3~6个月：有声音时不会张望寻找声源。

6~9个月：不会望向讲话时被提及的人或物体。

9~12个月：无法听从动作指示做出反应，如"把球给我"。

12~15个月：还未能说出第一个单字，如爸、妈、灯、车。

15~18个月：对隔壁房间或距离较远的呼唤声无动于衷。

18~24个月：还未能运用两个字的词句。

24~30个月：能说出的字少于100个。

30~36个月：未能运用4~5个字的词句。

3. 儿童听力障碍的筛查方法

（1）家长问卷调查。

（2）发声玩具。

（3）儿童筛查式听力计。

（4）耳声发射。

（5）电耳镜检查。

（6）声阻抗。

4. 儿童听觉言语康复原则 听觉言语康复是指对于听力障碍儿童采用助听器验配或人工耳蜗植入等各种声学放大技术手段，帮助听力障碍儿童最大限度地利用残留听力或重建听力在其助听效果优化的状态下进行有声语言的学习，获得言语交往的能力，学会运用听觉言语这一重要的信号系统进行学习，促进身体和心理的健康发展，达到适应社会学习生活的目的。

5. 儿童听力障碍的预防

（1）从婚检开始，孕期注意保养。

（2）要尽量避免使用耳毒性药物，如链霉素、庆大霉素等。若病情需要必须使用时则避免使用针剂。

（3）预防中耳炎。

（4）病毒性感染治疗期间和之后要特别关注儿童的听力是否出现问题。

（5）避免强噪声：避免接触过多过强的噪声。

（6）培养好的卫生习惯：如不随意掏耳朵，尤其是家长不要为小孩乱挖耵聍（俗称"耳屎"）。

（三）视力障碍儿童的早期筛查和康复

1. 概述 儿童视力障碍的预防、早期发现和早期康复将尽可能减少对儿童认知、运动等整体功能发育的影响，使其能够最大限度地发挥潜能，提高在运动、学习、游戏、生活自理和社会交往中的能力。

儿童视力障碍的康复需要加强功能性视力的评估和训练并同时最大限度地促进其他感觉功能对视觉的代偿，尽早的医疗人员和特殊教育的有效整合非常重要。

2. 视力障碍儿童的早期症状

（1）出生后观察婴儿的眼睛：在仰卧、安静、觉醒、睁眼的状态下家长观察到可疑或异常的眼球运动，如眼球上转、翻白眼、眼球不停地抖动等。

（2）出生后1个月内：在仰卧、安静、觉醒、睁眼的状态下无法看到或注视离自己约25cm远的物体（光源、人脸、明亮的玩具、高对比度的黑白图形等）。

（3）出生后 1~3 个月：在仰卧、安静、觉醒、睁眼的状态下无法视觉跟踪水平 / 左右方向或者垂直 / 上下方向缓慢移动的物体；在 3 个月龄时不能主动四处张望；在 3 个月龄时不会看自己的手。

（4）出生后 4~6 个月：不能视觉跟踪水平 / 左右、垂直 / 上下、对角线 / 斜线方向快速移动的物体；在 6 个月龄时不能主动伸手抓住一个物体（如奶瓶或玩具）。

3. 儿童视力障碍的筛查方法

（1）视动性眼球震颤试验。

（2）眨眼反射。

（3）眼动行为测试。

（4）选择性观看测试。

（四）脑瘫儿童的早期筛查与康复

1. 概述　脑性瘫痪是儿童时期导致运动残疾的最重要的疾病，脑性瘫痪（简称脑瘫）是指一组持续存在的导致活动受限的运动和姿势发育障碍综合征，这种综合征是由于发育中的胎儿或婴幼儿脑部受到非进行性损伤而引起的。脑性瘫痪的运动障碍常伴随感觉、认知、交流、感知、行为、继发性肌肉骨骼障碍及癫痫等。有效的早期筛查和早期干预对于脑瘫儿童的康复疗效具有重要意义。

2. **脑性瘫痪的早期预测 - 全身运动（GMs）评估**

（1）全身运动评估工作流程：由社区卫生服务中心儿童保健门诊依据纳入标准确定筛查对象（约占出生新生儿的 10%），并向区妇幼保健院传报，以区妇幼保健院为管理中心设定若干采用 GMs 评估点（可以根据地理、场地、人员条件在若干社区卫生服务中心和区妇幼所建立）进行 GMs 评估，异常 GMs 表现儿经转诊复评后进入早期康复干预，采取逐级指导制度，即儿童康复中心指导区妇幼保健院，区妇幼保健院指导各社区卫生服务中心。

（2）临床所需硬件设备：GMs 评估时需要配备 1 间 10m² 左右的 GMs 拍片间和 1 间 10~20m² 的 GMs 临床诊室。拍片间内配备数码摄像机、拍摄床（按规格定制）、拍摄服（按规格定制）、温度计、取暖器等。房间内光线柔和稳定，灯光位于拍摄床顶上，采用深色不反光窗帘，室温维持在 25℃ 以上，摄像机固定于墙上（高度距离地面 1.5m）。GMs 临床诊室配备专用电脑、GMs 儿科诊疗应用系统、检查床等。

（3）GMs 录像记录规范

1）婴儿着衣：家长协助为婴儿更换尺寸合适的 GMs 拍摄服，充分暴露腕、踝、臂和腿。

2）婴儿体位：婴儿处于仰卧位，足部靠近摄像机纵向摆位于拍摄床内拍摄定位线的中央。

3）记录时间：当婴儿处于清醒、不哭闹、有动作的行为状态时记录 5~10 分钟。

4）注意事项：记录员确保按要求摄录到婴儿整个身体的运动，应摄录到婴儿的脸部（以确认婴儿的僵直运动是否源于哭闹）；摄录时避免使婴儿受到过多环境刺激和家人逗引；记录员应仔细观察婴儿的行为状态，如婴儿出现烦躁、哭闹、持续打嗝需停止拍摄。

（4）GMs 录像评估规范

1）关闭听觉信号后在电脑上播放 GMs 录像。

2）由通过培训课程已取得资质证书的评估者采用视觉 Gestalt 知觉对 GMs 进行评估。首先区分出正常 GMs 和异常 GMs。如属异常，则进一步区分属于何种亚类。

3）在 45 分钟左右的评估工作后评估者应当休息，避免疲劳对于视觉 Gestalt 知觉产生干扰。

4）在评估到较多异常 GMs 记录或评估中出现困难时，需使用 GMs 标准盘重新校准 Gestalt 知觉。

（5）评估结果分析：预测痉挛型脑瘫的早期特异性指标为连贯一致的"痉挛-同步性"GMs 和（或）"不安运动缺乏"。当在早期（出生至足月后 3 个月龄内）采用传统的标准化神经学检查尚找不到脑瘫证据时，婴儿已经表现出以上两种异常质量的 GMs。

（五）儿童孤独症的早期筛查和康复

1. 儿童孤独症的概述 综合有关研究，目前认为孤独症是由于外部环境因素（感染、宫内或围生期损伤等）作用于具有孤独症遗传易感性的个体所导致神经系统发育障碍性疾病，其发生与家庭教养缺失、养育者的冷漠、语言环境复杂等都没有明显关系。

2. 儿童孤独症的早期症状（2 岁前）

（1）3~4 个月龄：婴儿盯着父母或者照顾他的人时，没有表现出高兴的反应，不会逗笑，不认识父母。

（2）5 个月龄：不能发出咿咿呀呀的交流声。

（3）6 个月龄：不能被逗乐，眼睛很少注视人。

（4）7 个月龄：对玩具不感兴趣，别人要抱他时，不伸出手臂。举高时身体僵硬或松弛无力，不喜欢将头依偎在成人身上，没有喃喃自语。

（5）8~9 个月龄：不能辨认父母的声音。

（6）10 个月龄：听力正常，对叫自己名字没反应。

（7）10~12 个月龄：对周围环境缺乏兴趣，独处时呈满足状。长时间哭叫，常有刻板行为（摇晃身体、敲打物品等）。拿着玩具不会玩，只是重复某一固定动作。与母亲缺乏目光对视。对其他人不能分辨，对声音刺激缺乏反应（好像耳聋），不用手指人或物品，没有动作手势语言，不模仿动作，语言发育迟缓（发音单调，或莫名其妙的声音，不模仿发音，没有有意义发声）。

（8）16 个月龄：不说任何词汇，对语言反应少，不理睬别人说话。

（9）18 个月龄：不能用手指指物或用眼睛追随他人手指指向，没有显示给予行为。

（10）24 个月龄：没有自发的双词短语。

（11）特别行为：睡觉不稳，有时甚至通宵不眠。不嚼东西，只吃流食或粥样食物。喜欢看固定不变的东西，有刻板的手部动作（如旋转、翻动、敲打、抓挠等），反复重复一个动作。肌肉松弛，常摔倒。缺乏目光对视，看人时只是一扫而过即转移别处。没有好奇感，对环境的变化感到不安或害怕。可能出现鹦鹉学舌，对词语理解能力较差，说话前很少配合手势。

3. 儿童孤独症的筛查方法 婴幼儿孤独症筛查量表（checklist for autism in toddler，CHAT）和孤独症行为评定量表（autism behavior checklist，ABC）。

4. 儿童孤独症的康复治疗 采用综合性教育和训练，辅以药物，包括各种类型孤独症儿童的预后就可以有显著的改善，相当一部分的儿童可能获得独立生活、学习和工作的能力。特别需要提示家长的是，开展训练一定要在专门的训练机构指导下，以家庭为中心，同时注意充分利用社会资源。训练目标以提高孤独症儿童的交流能力，改善其问题行为，提高其生活自理能力为主，尽最大努力创造机会使其参与社会生活。

三、习题

（一）名词解释

1. 听觉言语康复

2. "痉挛 - 同步性" GMs

3. 全身运动评估 GMs

（二）填空题

1. 常用的 1 岁以内婴儿的视觉功能筛查方法有_____、_____、_____、_____。

2. 正常的不安运动是一种_____,遍布_____、_____和_____,发生在各个方向,运动加速度_____,在清醒婴儿中该运动持续存在（烦躁哭闹时除外）,可以和其他运动同时存在。

（三）选择题

【A1 型题】

1. 正常的发育领域**不包括**

    A. 体格发育   B. 视力、听力等感知觉发育

    C. 骨骼发育   D. 运动发育

    E. 语言言语发育

2. 正常新生儿中,双侧先天性听力障碍的发病率约为

    A. 3‰   B. 4‰   C. 5‰   D. 6%   E. 7%

3. 3~6 个月,应警惕听力损失的症状是

    A. 还未能说出第一个单字,如爸、妈、灯、车

    B. 有声音时不会张望寻找声源

    C. 不会望向讲话时被提及的人或物体

    D. 无法听从动作指示做出反应,如"把球给我"

    E. 对隔壁房间或距离较远的呼唤声无动于衷

4. 6~9 个月,应警惕听力损失的症状是

    A. 对隔壁房间或距离较远的呼唤声无动于衷

    B. 还未能说出第一个单字,如爸、妈、灯、车

    C. 不会望向讲话时被提及的人或物体

    D. 还未能运用两个字的词句

    E. 能说出的字少于 100 个

5. 到何时若还未能说出第一个单字,如爸、妈、灯、车,就要警惕听力障碍

    A. 12~15 个月   B. 15~18 个月   C. 18~24 个月

    D. 24~30 个月   E. 30~36 个月

6. 视觉功能的发育在何时可基本完成

    A. 5 个月   B. 6 个月   C. 7 个月   D. 8 个月   E. 9 个月

7. 出生后 1 个月内,需要警惕发生视力障碍的症状是

    A. 在仰卧、安静、觉醒、睁眼的状态下无法看到或注视离自己约 25cm 远的物体

    B. 在仰卧、安静、觉醒、睁眼的状态下无法视觉跟踪水平 / 左右方向缓慢移动的物体

    C. 在仰卧、安静、觉醒、睁眼的状态下无法看自己的手

    D. 无法视觉跟踪垂直 / 上下方向缓慢移动的物体

    E. 在仰卧、安静、觉醒、睁眼的状态下不能主动四处张望

8. GMs 评估拍摄时,儿童至于何种体位

A. 仰卧　　　B. 侧卧　　　C. 俯卧　　　D. 坐位　　　E. 站立位

9. GMs 评估适用的年龄阶段是

A. 出生至 1 个月龄　　　B. 出生至 5~6 个月龄　　　C. 1~3 个月龄

D. 4 个月龄至 5~6 个月龄　　　E. 6~12 个月龄

10. 全身运动是一种自发性运动模式,最早出现于

A. 妊娠 9 周的胎儿　　　B. 妊娠 20 周的胎儿　　　C. 出生后

D. 足月后　　　E. 3 月龄

【A2 型题】

11. 出生 3 天的新生儿,在住院期间对拍手或突然的响声无反应,适合进行听力筛查的工具是

A. 儿童筛查式听力计　　　B. 发声玩具　　　C. 声阻抗

D. 耳声发射　　　E. 电耳镜

12. 早产儿,矫正年龄为 1 个月,全身运动评估表现为"所有肢体运动幅度大,顺序混乱,失去流畅性,动作突然不连贯",其全身运动模式是

A. "单调性"GMs　　　B. "痉挛 - 同步性"GMs　　　C. "不安运动缺乏"

D. "异常性"不安运动　　　E. "混乱性"GMs

13. 患儿 1 岁,与大人缺乏目光对视,对声音刺激缺乏反应,不用手指人或物品,没有动作手势语言,不模仿动作,发音单调,常常发出莫名其妙的声音,不模仿大人的发音。需要早期警惕的问题是

A. 视力障碍　　B. 听力障碍　　C. 言语障碍　　D. 智力障碍　　E. 儿童孤独症

【B 型题】

(14~16 题共用备选答案)

A. 视觉注视

B. 视觉记忆

C. 视觉跟踪

D. 视觉辨别

E. 视觉注意

14. 探察到视觉刺激的特点进行识别、配对和分类的能力是

15. 视野范围内把目光聚焦在感兴趣的目标上

16. 通过对于视觉输入的选择,在适当的时间范围使视觉信息从眼睛传递到初级视觉皮质,进而产生视觉感知

(17~19 题共用备选答案)

A. "单调性"GMs

B. "痉挛 - 同步性"GMs

C. "混乱性"GMs

D. "不安运动缺乏"

E. 连贯一致的"痉挛 - 同步性"GMs 和(或)"不安运动缺乏"

17. 运动僵硬,失去正常的流畅性,所有肢体和躯干肌肉几乎同时收缩和放松的是

18. 各连续性运动成分的顺序单调,不同身体部位的运动失去了正常 GMs 的复杂性的是

19. 预测痉挛型脑瘫的早期特异性指标的是

【X 型题】

1. 社区残疾儿童筛查的工作方法涉及的内容有
    A. 医疗卫生部门的工作将承担主要的协调和组织管理任务
    B. 提升家长的健康管理能力
    C. 社区各方资源配合
    D. 针对各类残疾高危儿童的家长,开展及时的健康宣教,促使残疾儿童进入筛查环节
    E. 脑瘫和孤独症的早期诊断,主要由区县级以下的医疗人员实施完成

2. 出生 12~15 个月,应警惕听力损失的是
    A. 对隔壁房间或距离较远的呼唤声无动于衷
    B. 有声音时不会张望寻找声源
    C. 不会望向讲话时被提及的人或物体
    D. 无法听从动作指示做出反应,如"把球给我"
    E. 还未能说出第一个单字,如爸、妈、灯、车

3. 常见的听力筛查方法有
    A. 声阻抗
    B. 发声玩具
    C. 儿童筛查式听力计
    D. 耳声发射
    E. 电耳镜检查

4. 引起听力障碍(耳聋)的原因主要有
    A. 耳毒性药物
    B. 病毒感染
    C. 营养不良
    D. 家族性遗传病
    E. 传染性疾病

5. 预防听力障碍发生的措施有
    A. 孕期注意保养
    B. 避免使用耳毒性药物
    C. 预防中耳炎
    D. 预防感染
    E. 避免强噪声

6. 功能性视力评估涉及的内容有
    A. 交流时能识别对方面部表情及自己运用表情和神态
    B. 避开障碍物顺利到达目标
    C. 进食、洗漱、如厕等日常生活活动
    D. 专注远距离物体
    E. 持续的近距离视觉(画画、阅读和写字等)

7. 要充分有效训练视觉功能,还应同时训练的内容是
    A. 认知觉训练
    B. 触觉训练
    C. 温痛觉训练
    D. 听觉训练
    E. 运动知觉和定向能力训练

8. 关于 GMs 的内容正确的是
    A. 婴儿应给予环境刺激或由家人逗引
    B. 婴儿处于清醒、不哭闹、有动作的行为状态
    C. 婴儿着合适的 GMs 拍摄服,充分暴露腕、踝、臂和腿
    D. 婴儿出现烦躁、哭闹、持续打嗝需停止拍摄
    E. 婴儿头部靠近摄像机,以便确认其僵直运动是否源于哭闹

9. 早产时期和扭动运动阶段的异常 GMs,包括的类型有
    A. "单调性" GMs
    B. "痉挛 - 同步性" GMs
    C. "不安运动缺乏"

D. "异常性"不安运动　　　　　　E. "混乱性"GMs

10. 不安运动阶段的异常 GMs,包括的类型有

A. "单调性"GMs　　　　　　B. "痉挛 - 同步性"GMs　　　　　　C. "不安运动缺乏"

D. "异常性"不安运动　　　　　　E. "混乱性"GMs

(四) 问答题

1. 什么是新生儿听力筛查?

2. 视动性眼球震颤试验的操作方法是什么?

3. 视力障碍儿童的早期康复内容包括哪些方面?

4. 如何进行视功能训练?

5. 如何通过家庭康复来进行视觉训练?

6. 早产时期和扭动运动阶段的正常 GMs 有何表现?

7. 脑瘫儿童的社区康复目标什么?

四、参考答案

(一) 名词解释

1. **听觉言语康复**:指对于听力障碍儿童采用助听器验配或人工耳蜗植入等各种声学放大技术手段,帮助听力障碍儿童最大限度地利用残留听力或重建听力,在其助听效果优化的状态下进行有声语言的学习,获得言语交往的能力,学会运用听觉言语这一重要的信号系统进行学习,促进身体和心理的健康发展,达到适应社会学习生活的目的。

2. **"痉挛 - 同步性"GMs**:指运动僵硬,失去正常的流畅性,所有肢体和躯干肌肉几乎同时收缩和放松。如果该异常表现在数周内持续存在,对于该婴儿"发展为痉挛型脑瘫的预后结局"具有高预测价值。

3. **全身运动评估**:一种简便易行、易于推广的脑瘫及其他严重神经发育障碍超早期预测技术,可以安全有效地在 3 个月龄内做出预测性筛查。

(二) 填空题

1. 视动性眼球震颤试验　眨眼反射　眼动行为测试　选择性观看测试

2. 小幅度中速运动　颈　躯干　四肢　可变

(三) 选择题

【A1 型题】

1. C　2. A　3. B　4. C　5. A　6. B　7. A　8. A　9. C　10. A

【A2 型题】

11. D　12. E　13. E

【B 型题】

14. D　15. A　16. E　17. B　18. A　19. E

【X 型题】

1. ABCD　2. BCDE　3. ABCDE　4. ABDE　5. ABCDE　6. ABCE　7. BDE　8. BCD

9. ABE　10. CD

(四) 问答题

1. **什么是新生儿听力筛查?**

答:新生儿听力筛查原始的概念是采用电生理技术,将有可能存在听力障碍的新生儿在

出生后 1 周内筛选出来。目前所指的含义是指以新生儿听力筛查为基本的系统工程项目,包括筛查前的科普宣教和筛查告知、筛查环节(含初筛和复筛)、筛查结果告知和解释及其随后的听力测试、诊断评估、干预康复和随访等诸多环节组成。

2. **视动性眼球震颤试验的操作方法是什么?**

答:将涂有黑白条栅的测试圆筒置于婴儿眼前转动,婴儿双眼先顺着测试筒转动,随后产生急骤的回退转动,则为出现视动性眼球震颤。

3. **视力障碍儿童的早期康复内容包括哪些方面?**

答:助视器的合理选配;视功能训练;听觉、触觉、运动知觉和定向能力训练,进行特殊教育;配合家庭康复。

4. **如何进行视功能训练?**

答:低视力儿童应尽量使用残余视力,设法使其接受更多的视觉刺激,提高视觉效率和技能,如视觉注视、视觉跟踪、扫视眼动、视觉注意、视觉记忆、视觉辨别。

5. **如何通过家庭康复来进行视觉训练?**

答:(1) 创设安全适宜的家居环境:提高物体与环境的对比度、增加相应的无障碍设施,鼓励儿童在家居生活中善于用眼,安全移动。如地面尽量不要有台阶,窗帘台布等软装潢改为鲜艳的单色。

(2) 儿童日常生活用品的专用配置:选用鲜艳单色且和环境形成明显对比度的日常生活用品,促使儿童在日常使用时积极使用残余视力,锻炼日常生活技能。如准备专用的餐具、洗漱用品并固定位置摆放。

(3) 陪伴婴幼儿的感觉功能开发和游戏技能发展:家长帮助孩子积极运用残余视力、听觉、触觉、嗅觉、味觉等最大范围扩大接触范围,获得更多环境刺激和体验,培养孩子对于周围事物和人物的信任感,鼓励各项游戏技能的发展。

(4) 使用所需的专业人员配置的助视器:如果儿童需要使用助视器,家长应了解助视器的特点,掌握其使用方法,督促儿童在家庭中使用,指导儿童养成自觉的良好的使用习惯。

6. **早产时期和扭动运动阶段的正常 GMs 有何表现?**

答:整个身体参与的运动,持续数秒钟到数分钟,臂、腿、颈和躯干以变化运动顺序的方式参与这种 GMs。在运动强度、力量和速度方面具有高低起伏的变化,运动的开始和结束都具有渐进性。沿四肢轴线的旋转和运动方向的轻微改变,使整个运动流畅优美并产生一种复杂多变的印象。

7. **脑瘫儿童的社区康复目标是什么?**

答:通过社区康复训练,促进患儿运动、感觉、认知功能的发育,预防继发性障碍,尽可能实现生活自理或部分自理,培养健全的人格,为步入学校教育及社会打下良好的基础。

(杨　红)

第十一章
传统康复在社区康复中的运用

第一节　概　　述

一、学习目标

1. **掌握**　传统康复的概念、传统康复与现代康复的区别与联系。
2. **熟悉**　传统康复的功能观、特色与优势。
3. **了解**　传统康复在社区发展的现状以及开展社区传统康复的基本要求。

二、重点和难点内容

（一）传统康复与现代康复的区别与联系

联系：二者有相同的临床目的，都是在治愈疾病、伤痛的同时，恢复和保存患者的机体功能和生活、工作能力；二者有相似的治疗核心，即功能训练。

区别：传统康复以中医基础理论为指导，综合运用传统康复方法，注重调动人体自然康复能力，具有防治结合的特点，方法简单易行，对于器械、场地的要求较低，特别适合在社区开展工作。现代康复则是建立在医学物理学和康复工程学基础上，运用先进技术进行康复诊断、功能评定、功能训练、形体矫正和人工装置代偿，最终达到机体功能恢复或代偿目的的一门学科，对于场地、器械的要求较高。

因此，不能将传统康复与现代康复相互孤立地看待，二者各有其优势和特点，将二者相互结合是康复医学发展的趋势。

（二）传统康复的特色与优势

1. 针对不同的康复对象，制订个体化的传统康复方案，具有简单、安全、有效、易学的特点。
2. 注重"治未病"。
3. 注重内治与外治相结合、自然康复与自疗康复相结合。

三、习题

（一）名词解释

传统康复

（二）填空题

1. 传统康复以中医学理论为指导，贯穿三个基本观点：_____、辨证观和_____。
2. 传统康复治疗以_____为导向。

（三）选择题

【A1 型题】

1. 传统康复治疗**不包括**

    A. 推拿   B. 针灸   C. 中药

    D. 太极拳、八段锦   E. 关节松动术

2. 传统康复技术的两大特点是

    A. 整体康复与辨证康复   B. 阴阳学说与五行学说

    C. 脏象学说与经络学说   D. 元气学说与脏象学说

    E. 经络学说与元气学说

3. 传统康复独特的治疗原则**不包括**

    A. 调整阴阳   B. 调整脏腑   C. 药物治疗

    D. 调理气血   E. 扶正祛邪

4. **不属于**传统运动疗法特点的是

    A. 动静结合、内外兼修   B. 舒软柔和、圆活连贯

    C. 松紧结合、刚柔并济   D. 呼吸自然、以意领气

    E. 突发突止、力贯指尖

（四）问答题

1. 简述传统康复的特色和优势。

2. 试述传统康复与现代康复的区别与联系。

四、参考答案

（一）名词解释

传统康复：是指在中医理论的指导下，通过针灸、推拿、拔罐、中药等中医康复手段，针对病、伤残诸症和老年、慢性病症患者的躯体、心理和社会功能障碍，改善或恢复其日常生活、学习和工作的能力，促进其回归家庭、社会，提高生存质量的一门传统医学。

（二）填空题

1. 整体观   功能观

2. 功能

（三）选择题

【A1 型题】

1. E   2. A   3. C   4. E

（四）问答题

1. 简述传统康复的特色和优势。

答：（1）针对不同的康复对象，制订个体化的传统康复方案，具有简单、安全、有效、易学的特点。

（2）注重"治未病"。

（3）注重内治与外治相结合、自然康复与自疗康复相结合。

2. 试述传统康复与现代康复的联系与区别。

答：联系：二者有相同的临床目的，都是在治愈疾病、伤痛的同时，恢复和保存患者的机体功能和生活、工作能力；二者有相似的治疗核心，即功能训练。

区别:传统康复以中医基础理论为指导,综合运用传统康复方法,注重调动人体自然康复能力,具有防治结合的特点,方法简单易行,对于器械、场地的要求较低,特别适合在社区开展工作。现代康复则是建立在医学物理学和康复工程学基础上,运用先进技术进行康复诊断、功能评定、功能训练、形体矫正和人工装置代偿,最终达到机体功能恢复或代偿目的的一门学科,对于场地、器械的要求较高。

因此,不能将传统康复与现代康复相互孤立地看待,二者各有其优势和特点,将二者相互结合是康复医学发展的趋势。

（赵　焰）

第二节　常用的传统康复适宜技术

一、学习目标

1. **熟悉**　推拿疗法、针灸疗法。
2. **熟悉**　拔罐疗法、中药熏蒸治疗疗法、传统运动疗法、饮食健康疗法。
3. **了解**　心理康复疗法、娱乐康复疗法。

二、重点和难点内容

（一）传统康复适宜技术

传统康复适宜技术通常是指安全有效、成本低廉、简便易学的中医药技术,又称"中医药适宜技术"。

（二）推拿疗法

推拿又称按摩,它是在中医理论指导下,运用推拿手法作用于人体体表的经络、穴位、特定部位,以调节机体的生理、病理状况,以达到防病治病目的的一种治疗方法。

（三）针灸疗法

针灸疗法是用针法和灸法通过刺激经络和穴位,从而调整人体脏腑功能来治疗疾病的治疗方法。

三、习题

（一）名词解释

传统康复适宜技术

（二）填空题

1. 推拿疗法的基本作用:_____、疏经通络、行气活血和_____。
2. 雷火神针属于传统康复适宜技术中_____疗法。

（三）选择题

【A1 型题】

1. 传统康复适宜技术不包括

　　A. 推拿　　　　　　　　　B. 拔罐　　　　　　　　　C. 中药

　　D. 太极拳、八段锦　　　　E. 作业疗法

2. 拔罐疗法不是用于治疗
   A. 急性扭伤　　　　　　　B. 带状疱疹　　　　　　　C. 高热抽搐
   D. 腰椎间盘突出症　　　　E. 外感咳嗽
3. 中医七情不包括
   A. 怒　　　　B. 喜　　　　C. 悲　　　　D. 恐　　　　E. 痴
4. 拇指与其余四指罗纹面相对用力提捏肌肤或肢体的手法是
   A. 揉法　　　B. 拿法　　　C. 捻法　　　D. 扳法　　　E. 搓法
5. 关于中药熏洗说法错误的是
   A. 药液温度应以 37~44℃为佳
   B. 浸浴时间应以 1h 以上为佳
   C. 主要熏洗患侧,以关节部位为主
   D. 多选用舒筋通络、益气活血的中药方
   E. 熏洗结束后应注意保暖

   （四）问答题
   常用的社区传统康复适宜技术有哪些?

四、参考答案

（一）名词解释

传统康复适宜技术:是指安全有效、成本低廉、简便易学的中医药技术,又称"中医药适宜技术"。

（二）填空题
1. 调整脏腑　理筋整复
2. 针灸

（三）选择题

【A1 型题】
   1. E　2. C　3. E　4. B　5. B

（四）问答题
常用的社区传统康复适宜技术有哪些?
   答:①推拿疗法;②针灸疗法;③拔罐疗法;④中药熏蒸治疗疗法;⑤传统运动疗法;⑥饮食康复疗法;⑦心理康复疗法;⑧娱乐康复疗法。

（赵　焰）

第三节　传统康复在社区康复中的应用

一、学习目标

1. **掌握**　社区传统康复的主要手段及方法。
2. **熟悉**　神经系统疾病、骨骼肌肉疾病以及内科疾病社区传统康复的主要手段及方法。
3. **了解**　常见功能障碍的社区传统康复。

二、重点和难点内容

(一)社区传统康复的主要手段及方法

(1)推拿疗法

(2)针灸疗法

(3)中药疗法

(4)拔罐疗法

(5)传统运动疗法

(6)饮食疗法

(7)心理疗法

(8)娱乐康复疗法

(二)神经系统疾病、骨骼肌肉疾病以及内科疾病社区传统康复的主要手段及方法

1. 神经系统疾病的康复

(1)脑卒中疾病的传统康复

1)推拿疗法:头面部推拿,肢体推拿。

2)针灸疗法:醒脑开窍针法,体针治疗。

3)传统运动疗法:可独立活动的患者,鼓励太极拳及八段锦锻炼。

4)中药外治法。

5)其他疗法:皮肤针治疗,耳穴埋豆,艾灸,穴位注射,放血疗法。

(2)颅脑损伤

1)推拿疗法:参照脑卒中。

2)针灸疗法:醒脑开窍针法为主。

3)传统运动疗法:参照脑卒中。

4)其他疗法:耳穴压豆,穴位注射。

(3)脊髓损伤

1)推拿疗法:肢体功能障碍操作参见脑卒中;腹背部推拿;横插带脉、八髎穴;点穴疗法;摩腹等。

2)针灸疗法:参照脑卒中。

3)传统运动疗法:参照脑卒中。

(4)脑性瘫痪

1)推拿疗法:四肢操作,点按俞穴,脊背六法(捏脊、点脊、推脊、拍脊、叩脊、收脊)。

2)针灸疗法:头针结合体针。

3)中药外治法:分型给药,具体参照脑卒中。

4)其他疗法:耳穴压豆。

(5)帕金森病(原发性震颤麻痹)

1)推拿疗法:参照脑卒中。

2)针灸疗法:头针配合体针。

3)传统运动疗法:太极拳、八段锦等。

4)其他疗法:耳穴压豆,艾灸。

2. 骨骼肌肉疾病的康复

（1）颈椎病

1）推拿疗法：常规操作及对症加减。

2）针灸疗法：选穴及操作。

3）传统运动疗法：太极拳、八段锦、五禽戏（鹿戏）。

4）拔罐疗法。

5）热敷法。

（2）肩关节周围炎

1）推拿疗法：分期推拿治疗，常规操作。

2）针灸疗法：选穴及操作。

3）传统运动疗法：太极拳，八段锦，五禽戏（鸟戏、猿戏）。

4）其他疗法：刺络拔罐疗法，热敷疗法。

（3）腰椎间盘突出症

1）推拿疗法：常规操作。

2）针灸疗法：选穴及操作。

3）传统运动疗法：太极拳，八段锦，五禽戏（熊戏）。

4）其他疗法：刺络拔罐，耳穴压豆。

5）预防。

（4）退行性膝关节炎

1）推拿疗法：常规操作。

2）针灸疗法：选穴及操作。

3）传统运动疗法：太极拳，八段锦，五禽戏（虎戏）。

4）其他疗法：拔罐疗法。

5）预防。

3. 内科疾病的康复

（1）冠心病的传统社区康复

1）推拿疗法：手法选择，部位选择。

2）针灸疗法：选穴及操作。

3）传统运动疗法：太极拳，八段锦，其他功法。

（2）慢性阻塞性肺疾病的传统社区康复

1）推拿疗法：手法选择，部位选择。

2）针灸疗法：选穴及操作。

3）传统运动疗法：放松气功。

（3）原发性高血压的传统社区康复

1）推拿疗法：手法选择，部位选择。

2）针灸疗法：选穴及操作。

3）传统运动疗法：太极拳等。

（4）糖尿病的传统社区康复

1）推拿疗法：手法选择，部位选择。

2）针灸疗法：选穴及注意事项。

3）传统运动疗法：太极拳，八段锦。

4）耳针疗法：取穴及操作方法

5）食疗。

（三）常见功能障碍的社区传统康复

1. 吞咽功能障碍的社区传统康复 吞咽障碍是卒中后患者常见的并发症，吞咽障碍可导致吸入性肺炎等并发症，严重者可因窒息而死亡。常见的社区传统康复手段有推拿疗法、针刺疗法、传统运动疗法、饮食治疗、心理 - 社会治疗。

2. 言语 - 语言功能障碍的社区传统康复 言语障碍主要有三类：构音障碍、口吃和嗓音障碍，其临床表现为呼吸、发生、共鸣、构音和语音功能的异常。语言障碍主要有两类：失语症和语言发育迟缓。语言发育迟缓可分为语言符号障碍、语言表达障碍、语言水平落后于同龄儿童、理解语言符号但不能表达、语言交流态度障碍。常见的社区传统康复手段有推拿疗法、针灸疗法、心理治疗。

3. 膀胱功能障碍的社区传统康复 膀胱功能障碍是指患者由于病变出现排尿功能障碍的疾病。中医认为经脉损伤致膀胱气化失职，下焦固摄失司，从而出现膀胱功能障碍，治疗应以调摄固本为原则，以培补元气、补益气血、升清降浊、运化水湿、调畅气机的目的。常见的社区传统康复手段有推拿疗法、针灸疗法、耳穴、中药外治法、心理治疗。

4. 排便功能障碍的社区传统康复 排便障碍指由于盆底肌协调障碍或大便困难引起的排出粪便障碍。中医认为经脉损伤致脾胃失于运化、大肠失于传导，肠腑失于畅通，从而出现排便障碍，治疗的关键是促进肠蠕动，尤其是促进结肠的蠕动及训练排便反射。常见的社区传统康复手段有推拿疗法、针刺疗法、艾灸疗法、食疗、心理 - 生活治疗、传统运动疗法。

三、习题

（一）名词解释

1. 言语障碍

2. 膀胱功能障碍

（二）填空题

社区传统康复的主要手段及方法包括_____、_____、_____、_____、
_____、_____、_____、_____。

（三）选择题

【A1 型题】

1. 关于颈椎病的推拿疗法说法**错误**的是

    A. 进行颈部拔伸、扳法等动作必须由有经验的术者操作

    B. 操作颈部扳法时切勿追求弹响而强拉硬扳

    C. 脊髓型、椎动脉型及伴有高血压的患者，在施用整复手法时可大幅旋转并进行强制运动

    D. 合并颈椎骨折、骨结核、骨肿瘤等疾病禁止推拿

    E. 对脊髓型颈椎病，推拿治疗效果不佳或有进行性加重趋势者，应考虑综合治疗

2. 针刺治疗吞咽障碍最常用的四个穴位是

    A. 廉泉、百劳、风府、人迎

    B. 廉泉、百劳、风池、人迎

    C. 廉泉、百劳、风池、迎香

    D. 廉泉、百劳、风府、迎香

    E. 廉泉、百会、风府、人迎

3. 关于脑卒中疾病的针灸治疗,说法**错误**的是

    A. 采用醒脑开窍针法结合体针治疗

    B. 当患者严重痉挛时,采用巨刺法是为了增强治疗效果

    C. 合并言语障碍时,可加用金津、玉液(点刺不留针)

    D. 并发尿潴留可加中极、关元、曲骨

    E. 并发肩手综合征可加肩髃、肩髎、肩针

4. 中药外治法治疗脑卒中疾病时,药物的温度及浸浴时间是

    A. 25~37℃,5~10 分钟   B. 25~37℃,10~20 分钟

    C. 25~37℃,20~30 分钟   D. 37~44℃,10~20 分钟

    E. 37~44℃,20~30 分钟

5. 推拿治疗脑性瘫痪,其中脊背六法**不包括**

    A. 捏脊   B. 点脊   C. 推脊   D. 收脊   E. 揉脊

6. 针灸治疗帕金森病,选穴及配穴**不正确**的是

    A. 选取百会、四神聪、风池、太冲、合谷、阳陵泉

    B. 吞咽困难配廉泉

    C. 流涎配颊车

    D. 头面部及额部有抖动者配运动区上 2/5

    E. 肢体抖动较重配舞蹈震颤控制区

7. 传统运动疗法治疗颈椎病,可习练

    A. 太极拳转身搬拦捶   B. 八段锦五劳七伤往后瞧

    C. 五禽戏熊戏   D. 太极拳云手

    E. 五禽戏虎戏

8. 推拿治疗退行性膝关节炎的常规作用**不包括**

    A. 舒经通络   B. 活血化瘀   C. 解痉止痛   D. 理筋整复   E. 祛湿除痹

9. 关于言语 - 语言功能障碍的描述,**错误的**是

    A. 言语障碍主要有三类:构音障碍、口吃和失语

    B. 言语障碍的临床表现为呼吸、发生、共鸣、构音和语音功能的异常

    C. 语言发育迟缓是语言障碍中的一型

    D. 语言发育迟缓包括语言符号障碍、语言表达障碍等

    E. 心理治疗有助于言语 - 语言障碍患者功能恢复

【A2 型题】

10. 女性,47 岁。主诉:腰痛 5 个月,加重伴左下肢麻木 1 个月;查体:腰部肌肉紧张僵硬,L_{2-5} 双侧棘旁压痛(+),左侧为甚,L_4、L_5 左侧压痛明显,伴左下肢麻木加重;左侧支腿抬高及加强试验(+),梨状肌紧张试验(-)。入院查腰椎 CT 示:L_{4-5} 椎间盘突出,左侧侧隐窝狭窄,腰椎退行性改变。经过 2 周治疗,患者疼痛麻木缓解,此时最适合患者进行锻炼的传统运动疗法为

    A. 太极拳云手   B. 八段锦两手攀足固肾腰

    C. 五禽戏虎戏   D. 太极拳单鞭

    E. 八段锦左右开弓似射雕

【B型题】

（11~12题共用备选答案）

A. 腰椎间盘突出症

B. 退行性膝关节炎

C. 颈椎病

D. 肩关节周围炎

E. 脑卒中

11. 适合刺络拔罐治疗的疾病有

12. 适合耳穴压豆治疗的疾病有

（四）问答题

1. 试论述膀胱功能障碍的推拿治疗方法。

2. 试论述脑卒中的针灸治疗方法。

3. 试论述肩关节周围炎传统运动疗法的内容。

四、参考答案

（一）名词解释

1. 言语障碍主要有三类：构音障碍、口吃和嗓音障碍,其临床表现为呼吸、发生、共鸣、构音和语音功能的异常。

2. 膀胱功能障碍：膀胱功能障碍指患者由于病变,出现排尿功能障碍的疾病。中医认为经脉损伤致膀胱气化失职,下焦固摄失司,从而出现膀胱功能障碍。

（二）填空题

推拿疗法 针灸疗法 中药疗法 拔罐疗法 传统运动疗法 饮食疗法 心理疗法 娱乐康复疗法

（三）选择题

【A1型题】

1. C 2. A 3. B 4. E 5. E 6. D 7. B 8. E 9. A

【A2型题】

10. B

【B型题】

11. AD 12. AE

（四）问答题

1. 试论述膀胱功能障碍的推拿治疗方法。

答：(1) 取仰卧位,用掌揉法顺时针方向摩小腹。

(2) 一指禅推或指按中级、气海、关元。

(3) 用轻缓的掌擦法和掌揉法擦、揉大腿内侧。

(4) 指按揉髀关、足三里、三阴交。

2. 试论述脑卒中的针灸治疗方法。

答：采用醒脑开窍针法结合体针治疗以开窍醒脑、舒筋通络。

(1) 取穴为人中、极泉、尺泽、内关、合谷、三阴交、委中。上肢配肩髃、手三里、外关、鱼际等；下肢取风市、血海、梁丘、阳陵泉、阴陵泉、足三里、丰隆、三阴交、太溪、太冲（患侧下肢阴阳经相配穴)。

（2）当患者肢体肌张力增高时,因下肢阳明经循行在优势肌伸肌上,因此阳经穴位针刺可根据痉挛情况调整。严重痉挛时,为减少痉挛加重或滞针的机会,可采用巨刺法,即针刺健侧对应穴位。

（3）并发言语障碍可加金津、玉液(点刺不留针)、舌三针(上廉泉、上廉泉左右各 0.8 寸)。

（4）并发血管性痴呆可加百会、四神聪、智三针(本神、神庭)。

（5）并发便秘可加外水道、外归来。

（6）并发尿潴留可加中极、关元、曲骨。

（7）并发肩手综合征可加肩髃、肩髎、肩针。

3. 试论述肩关节周围炎传统运动疗法的内容。

答:(1)太极拳:野马分鬃、云手、转身搬拦捶、如封似闭、十字手。以上肢为主的练习方法,使得患肢向各个方向伸展、屈曲运动以达到"自我运动"关节的作用。

（2）八段锦:双手托天理三焦、左右开弓似射雕。患者疾病恢复期时,适当加大上肢运动,向上、左、右方大幅度运动以加快上肢功能恢复。

（3）五禽戏:鸟戏、猿戏。发挥肢体整体协调作用,拉伸肩关节以恢复肩关节功能。

（赵 焰）

第十二章
社区常用的康复器材及辅助器具

一、学习目标

1. **掌握** 常用的训练器材及辅助器具的配备原则、功能和作用。
2. **熟悉** 康复训练器材及辅助器具的安全指导。
3. **了解** 选择康复训练器材及辅助器具的注意事项。

二、重点和难点内容

(一)社区常用的康复器材及辅助器具的配备原则

1. 社区常用的康复器材及辅助器具的配备原则

(1)根据患者的功能障碍的具体情况配置。

(2)根据康复训练需要配置。

(3)根据经济能力配置。

(4)根据训练场地情况配置。

(5)根据专业人员情况配置。

(6)根据质优价廉、使用有效的原则配置。

2. 社区常用的康复器材及辅助器具配备过程中应遵循的原则

(1)在成人、儿童之间选择成年人康复器具优先配置。

(2)在老年人、青壮年之间选择老年人应用类器械优先配置。

(3)在偏瘫、脊髓损伤、脑性瘫痪、截肢之间选择偏瘫康复专用器械优先配置。

(4)在器械配备过程中以多种应用类型器械为优先配备条件。

(5)如果社区康复条件有限,也可以使用替代用具。如用运动垫代替 PT 训练床、家庭或社区常用生活器具、娱乐设施替代 OT 训练器具,如清洁类器具、厨房用具、棋、牌、电脑、器乐、玩具等。

(二)社区常用的康复器材及辅助器具的种类、功能和作用

1. 社区常用的康复器材的种类、功能和作用

(1)运动疗法康复器材

1)平行杠:站立训练,步行训练,肌力训练,关节活动度训练,训练辅助。

2)肋木:矫正姿势,防止畸形,肌力、耐力训练,关节活动度训练,训练辅助。

3)阶梯:步行训练,肌力训练。

4)姿势矫正镜:步态、姿势的矫正,控制不随意运动,平衡训练,协调性训练。

5)PT 凳:是供治疗师治疗时使用的凳子。

6)训练床:综合基本动作训练,坐、卧位训练,平衡训练,训练辅助。

7）运动垫:综合基本动作训练,平衡训练,训练辅助。

8）电动站立台。

9）平衡板:平衡训练。

10）踝关节矫正板:矫正姿势、防止畸形、站立训练。

11）轮椅、拐杖、助行架:站立训练、步行训练和日常社会活动能力训练。

（2）作业疗法康复器材

1）OT桌:作业疗法治疗师使用的桌子。

2）砂磨台:协调性训练,关节活动度训练,肌力训练。

3）木钉盘:手功能训练、协调性训练。

4）滚筒:协调性训练,关节活动度训练,综合基本动作训练,平衡功能训练。

5）分指板:矫正手指姿势、防止畸形。

6）套圈、手指阶梯:关节活动度,灵活性、协调性,腕关节的功能训练。

7）认知训练图形、插板等:感知能力训练。

（3）言语认知康复器材

1）言语训练卡片:言语功能训练。

2）智力拼图:认知功能训练。

3）交流板:提高患者的交流能力。

（4）中医康复器材

1）物理因子治疗器材

2）传统中医康复器材

2. 社区常用的辅助器具的种类、功能和作用

（1）生活自理辅助器具:进食辅助器具、家务活动辅助器具、如厕辅助器具、清洗辅助器具、穿戴辅助器具、梳洗辅助器具、阅读书写辅助器具。

（2）家庭用辅助器具:床具、桌、椅子、姿势保持辅助器具、防压疮辅助器具。

（3）个人移动辅助器具:拐杖、助行器、轮椅车、升降装置、矫形器、假肢。

（三）选择社区康复器材及辅助器具的注意事项

1. 明确使用者

2. 明确使用者的康复训练需求

3. 稳定性

4. 安全性

5. 可调整性

6. 振动、噪音、平稳性

7. 可维护性

8. 可独立操作性

9. 实用性

10. 美观性

（四）社区使用康复器材及辅助器具的安全指导

（1）器械、器具应由专业人员按说明书规范组装、安装、调试、维护、保养和维修。

（2）新器械、器具应首先进行空载实验及健全人试用,确定没有问题后方可给功能障碍者使用。

（3）要有设备安全负责人,定期进行检查、维护,确保设备的安全使用。特别是复杂产品、含有运动件的产品,受力大的、重量大的、运转速度快的、重心过高的产品、电器产品,要注意防止出现器械故障。

（4）应在康复医师、康复治疗师等专业人员的指导和陪护下规范使用康复器械,不得擅自动用康复器械,以防止造成不必要的损害。专业人员应留心器械使用过程中的各种异常情况,发现问题及时修理,无论是异常晃动、振动、噪声、力的改变等都要引起足够的重视。

（5）应时刻把安全放在首位,树立安全意识,防止训练过程中发生二次损伤。

（6）使用康复器械应遵循"循序渐进"的原则,逐步增加训练强度和时间。

（7）训练中注意着装整洁,防止衣物或头发挂扯损伤。

（8）要严格掌握康复设备使用的适应证和禁忌证。

（9）有高血压、心脏病等伴随疾病的患者使用康复器械时,专业人员要注意观察,避免康复训练对伴随疾病的影响,发现问题要及时停用器械治疗并及时处置。

（10）注意用电安全,训练场地保证足够大,并留有足够的通行通道,必要的照明设施,防止误操作。

三、习题

（一）填空题

1. 运动疗法康复器材有＿＿＿＿＿、＿＿＿＿＿、＿＿＿＿＿、＿＿＿＿＿、＿＿＿＿＿、＿＿＿＿＿和＿＿＿＿＿等。

2. 交流板是治疗＿＿＿＿＿障碍的,用于提高患者的＿＿＿＿＿能力。

3. 传统中医康复器材有＿＿＿＿＿、＿＿＿＿＿、＿＿＿＿＿和＿＿＿＿＿等。

4. 穿戴辅助器具有＿＿＿＿＿、＿＿＿＿＿、＿＿＿＿＿、＿＿＿＿＿和＿＿＿＿＿等。

5. 选择社区康复器材和辅助器具时,应该以＿＿＿＿＿、＿＿＿＿＿以及＿＿＿＿＿、＿＿＿＿＿、＿＿＿＿＿等方面为主给予充分考虑,以保证社区康复治疗的顺利有效的实施。

6. 家庭用辅助器具包括＿＿＿＿＿、＿＿＿＿＿、＿＿＿＿＿、＿＿＿＿＿等。

7. 拐杖分为＿＿＿＿＿、＿＿＿＿＿、＿＿＿＿＿等种类。

8. 社区常用矫形器有＿＿＿＿＿、＿＿＿＿＿、＿＿＿＿＿等。

9. 有＿＿＿＿＿、＿＿＿＿＿等伴随疾病的患者使用康复器械时,专业人员要注意观察,避免康复训练对伴随疾病的影响。

10. 轮椅分为＿＿＿＿＿、＿＿＿＿＿、＿＿＿＿＿等种类。

（二）选择题

【A1 型题】

1. 不属于康复训练器械的选择要求的是
   A. 康复器具的稳定性 　　　　　　　　B. 安全可靠
   C. 社会团体负责购买 　　　　　　　　D. 器械具有可调整性
   E. 明确使用者的康复训练需求

2. 不属于康复训练器械使用要求的是
   A. 树立安全意识,防止训练过程中发生二次损伤
   B. 使用规范,未经培训的人员不得擅自动用复杂的训练器械

C. 注意用电安全

D. 可以独立进行器械训练

E. 防止器械故障

3. 肋木可以进行的训练是

  A. 坐、卧位训练

  B. 平衡训练

  C. 协调性训练

  D. 控制不随意运动

  E. 矫正姿势,肌力、耐力训练,关节活动度训练

4. 阶梯可以用于的训练是

  A. 步行训练

  B. 平衡训练

  C. 协调性训练

  D. 控制不随意运动

  E. 矫正姿势,关节活动度训练

5. 滚筒可以用于的训练是

  A. 协调性训练、关节活动度训练

  B. 平衡训练

  C. 矫正姿势

  D. 预防关节挛缩、肢体畸形

  E. 肌力训练

【B 型题】

（6~10 题共用备选答案）

  A. 姿势矫正镜

  B. 生物反馈治疗仪

  C. 木钉盘

  D. 助行器

  E. 智力拼图

6. 请选出物理因子治疗器材

7. 请选出认知障碍康复训练器材

8. 请选出用于步态训练、姿势矫正、平衡和协调性训练的康复训练器材

9. 请选出用于偏瘫、脑瘫、四肢瘫患者手功能训练、协调性训练的康复器材

10. 请选出个人移动辅助器具

【X 型题】

1. 生活自理辅助器具包括

  A. 饮食辅助器具　　　　　　　　B. 家务活动辅助器具

  C. 如厕辅助器具　　　　　　　　D. 清洗辅助器具

  E. 阅读书写辅助器具

2. 能够进行协调性训练的是

  A. 砂磨台　　　　　　B. 木钉盘　　　　　　C. 踝关节矫正板

D. 滚筒　　　　　　　　　　　　E. 电动站立台

（三）问答题

1. 常用的康复器材及辅助器具的配备原则是什么？

2. 平行杠有哪些训练特点？

四、参考答案

（一）填空题

1. 平行杠　肋木　阶梯　姿势矫正镜　平衡板　电动站立台　PT凳。

2. 言语　交流

3. 针灸针　电针灸治疗仪　按摩床　牵引床　中药熏蒸仪。

4. 穿袜器　鞋拔子　系扣器　穿衣棒　拉锁环。

5. 社区康复对象　功能障碍情况　康复治疗项目　稳定性　安全性　可调整性　平稳性　可维护性　独立操作性　实用性　美观性。

6. 床具　桌　椅子　姿势保持辅助器具　防压疮辅助器具

7. 手杖　肘拐　前臂支撑拐　腋拐　四脚拐。

8. 肩带　腰围　矫形鞋　矫形鞋垫　上下肢矫形器。

9. 高血压　心脏病。

10. 手推轮椅　手动轮椅　电动轮椅　机动轮椅车　手摇三轮车。

（二）选择题

【A1型题】

1. C　2. D　3. E　4. A　5. A

【B型题】

6. B　7. E　8. A　9. C　10. D

【X型题】

1. ABCDE　2. ABD

（三）问答题

1. 常用的康复器材及辅助器具的配备原则是什么？

答:(1)根据患者的功能障碍的具体情况配置。

(2)根据康复训练需要配置。

(3)根据经济能力配置。

(4)根据训练场地情况配置。

(5)根据专业人员情况配置。

(6)根据质优价廉、使用有效的原则配置。

2. 平行杠有哪些训练特点？

答:(1)站立训练:帮助已经完成坐位平衡训练的患者从座位上站起来,训练站立位平衡和直立感觉,提高站立功能。

(2)步行训练:用于所有步行功能障碍者,患者练习步行时,手扶平行杠,可以帮助下肢支撑体重,保证身体稳定,或减轻下肢负重。在患者拄拐杖步行的初期,为防止跌倒,可以让患者先通过平行杠练习行走。

(3)肌力训练:患者利用平行杠做身体上举运动,可以训练拄拐杖步行所需要的背阔肌、上肢伸肌肌力,也可以用于步行所需臀中肌、腰大肌、斜方肌肌力训练。

(4) 关节活动度训练:下肢骨折、偏瘫等患者用健足蹬在 10cm 高的台上,双手握住平行杠,前后左右摆动患侧下肢,进行保持或增大髋关节活动度的训练。

(5) 训练辅助:与平衡板、内收矫正板、内旋矫正板、内翻矫正板等配合使用,在相应的训练中起辅助作用。

(商晓英)

第十三章
社区及家庭无障碍环境的改造

一、学习目标

1. **掌握** 无障碍环境的概念,无障碍环境改造的范畴与目的,室内无障碍环境的评估内容,家居环境无障碍标准。
2. **熟悉** 室外无障碍环境的评估内容,无障碍环境的评估方法,家居环境改造方案。
3. **了解** 无障碍环境评定的程序,社区无障碍设施标准,社区环境物理结构改造方案。

二、重点和难点内容

第一节 概 述

(一)环境与无障碍环境

环境因素构成了人们生活和指导人们生活的物质、社会和态度环境。

无障碍环境是相对环境有障碍而言,指某个事物对某人是可进入、可接近、易获得,每个人都可以获得使用这个物件或参与这件事情的机会。

(二)无障碍环境改造的目的

无障碍环境改造是对影响残疾人回归社会的环境进行适当调整与改造,通过环境补偿的方式,使环境适应残疾人的实际能力,提升残疾人的活动表现和参与能力。

无障碍环境改造的目的包括以下几个主要方面:

(1)补偿或替代因残疾带来的能力限制或障碍,增强参与社会能力。

(2)提高日常生活活动的自理能力,改善生活质量。

(3)提高参与工作、学习、休闲及社交的机会,改善心理状况,提高自信心。

(4)减少辅助量,减少经济支出,减轻家庭及社会负担。

(5)增强功能的独立性、便利性和舒适性。

(6)增强移动能力、降低能量消耗,安全、有效率地完成活动。

(7)增进照顾者的方便性及安全性。

(8)预防残疾人受到伤害或发生意外。

(三)无障碍环境改造的范围

无障碍改造的范围涉及无障碍设施、无障碍信息交流和无障碍社区服务等方面。包括道路、建筑、公共交通设施等符合无障碍服务功能要求;能够为残疾人提供的语音信息和文字提示信息服务;盲文、配置字幕和手语服务及无障碍网站设计与使用等。社区公共服务设施也应当具备无障碍服务功能,为残疾人等社会成员参与社区生活提供便利。

第二节　社区及家庭无障碍改造的评定

（一）无障碍环境评定的内容

无障碍环境评估包括室内环境和室外环境的评估,侧重对残疾人日常生活环境中的建筑物空间格局、物件摆放、完成功能活动需要使用到的工具或辅助器具等进行评估。主要考虑人与物理环境相互影响的因素,如可出入性、安全性以及杂乱程度等。

（二）无障碍环境评定的方法

主要的方法有观察法和量表法。采用的形式主要是通过问卷调查或现场实地评估的方式完成。

（三）无障碍环境评定的程序

（1）评估的准备。

（2）重点观察和测量的内容。

（3）撰写评估报告。

第三节　无障碍环境改造的标准、改造原则与改造方案

（一）无障碍环境改造标准

社区康复无障碍环境改造,应该遵循 2012 年 9 月 1 日正式实施的《无障碍设计规范（GB 50763-2012）》进行。家居房屋物理结构的改造,主要包括起居室（厅）、卧室、厨房、卫生间、阳台和过道等房屋空间与物件设置,应适应残疾人的功能和生活需要;而非房屋物理结构的改造,需要对易引发障碍的危险因素进行调整,包括家具的摆放、物件的收纳与重新整理。

（二）无障碍环境改造的原则

由于每个残疾人的生活状况和所受的残疾程度不同,环境改造的目标也会有所不同,所以要对残疾人的身体功能和辅助者的辅助能力进行认真的评定。无障碍环境改造是将残疾人作为普通的生活个体,从最基础方面提供帮助,有关环境改造技术上的服务,要在尊重残疾人本人和家属意见的基础上,帮助他们实现自己的愿望。在环境改造前,要与其家属进行协商,以取得残疾人本人和家属对改造后设计的充分认可。由于环境改造需要一定的费用,所以需要取得家属的理解和配合,也可以争取残疾人所在单位或社会保障部门的帮助。

（三）社区及家庭无障碍改造的方案

1. 社区环境物理结构改造方案　社区无障碍环境改造,主要包含无障碍设施、无障碍信息交流和无障碍社区服务等内容。社区环境无障碍改造方案的实施,需要政府部门的政策、资金支持,行政部门和行业之间的协调配合,同时还需要社区多部门的合作。

2. 家居环境改造方案　此方案的制订需综合考虑残疾人所处的环境、残疾人及其家庭的实际生活需要,根据他们的经济条件和能力安排实施。

三、习题

（一）名词解释

无障碍环境

（二）选择题

【A1 型题】

1. 《无障碍环境建设条例》开始施行的时间是
   A. 2011 年 1 月 1 日　　　　B. 2011 年 12 月 1 日　　　　C. 2012 年 1 月 1 日
   D. 2012 年 6 月 1 日　　　　E. 2012 年 8 月 1 日

2. 《无障碍设计规范（GB 50763—2012）》是我国最新颁布的无障碍环境建设标准，正式实施的时间是
   A. 2012 年 6 月 1 日　　　　B. 2011 年 7 月 1 日　　　　C. 2012 年 8 月 1 日
   D. 2012 年 9 月 1 日　　　　E. 2012 年 10 月 1 日

3. 提示盲道的表面呈何种形状
   A. 条状形　　B. 圆点形　　C. 正方形　　D. 圆柱形　　E. 圆形

4. 不符合轮椅的坡道设计的为
   A. 直线形　　　　　　B. 直角形　　　　　　C. 折返形
   D. 弧形　　　　　　　E. 直角形或折返形

5. 家居环境无障碍标准，室内门宜选
   A. 折叠门和推拉门　　　B. 折叠门和平开门　　　C. 滑动门和平开门
   D. 推拉门和平开门　　　E. 滑动门和推拉门

6. 无障碍环境评定评估工具不包括
   A. 尺子　　B. 相机　　C. 录音机　　D. 笔　　E. 记录本

7. 室外环境评定，人与物理环境相互影响的因素不包括
   A. 公共建筑物　　　　B. 无障碍厕所　　　　C. 信息交流
   D. 社交活动　　　　　E. 行走交通

【B 型题】

（8~14 题共用备选答案）
   A. 1.20m
   B. 0.45m
   C. 1.50m
   D. 1.00m
   E. 0.80m

8. 轮椅坡道的净宽度不小于
9. 无障碍出入口的轮椅坡道净宽度不小于
10. 无障碍室外通道宽度不宜小于
11. 家居室内通道的宽度不应小于
12. 家居门开启后的通行净宽度不应小于
13. 轮椅使用者床的高度约
14. 坐便器的高度宜为

（15~20 题共用备选答案）
   A. 0.25~0.50m
   B. 0.40~0.50m
   C. 0.90~1.20m

D. 0.75m

E. 0.55m

15. 行进盲道的宽度宜为

16. 起居室柜子和电视机的高度为

17. 电器、天线和电话插座高度为

18. 餐桌的高度不小于

19. 洗手盆的水嘴中心距侧墙应大于

20. 台面下方净宽和高度都不应小于

（21~24 题共用备选答案）

A. 450mm

B. 550mm

C. 650mm

D. 750mm

E. 850mm

21. 洗手盆的水嘴中心距侧墙的距离应大于

22. 洗手盆底部应留出的宽度为

23. 洗手盆高度为

24. 洗手盆深度的移动空间为

（25~28 题共用备选答案）

A. 250mm

B. 400mm

C. 650mm

D. 1.10m

E. 1.20m

25. 供乘轮椅者使用的厨房,操作台下方净宽和高度都不应小于

26. 操作台深度不应小于

27. 橱柜高度不应大于

28. 橱柜深度不应大于

（29~30 题共用备选答案）

A. 400~450mm

B. 400~500mm

C. 400~650mm

D. 900~1100mm

E. 900~1200mm

29. 起居室的柜子和电视机的高度为

30. 起居室的电器、天线和电话插座高度为

【X 型题】

1. 无障碍环境按属性环境分为

A. 物质环境　　B. 自然环境　　C. 社会环境　　D. 人工环境　　E. 态度环境

2. 狭义的无障碍环境包括

A. 与社会成员日常生活相关的道路

B. 与社会成员日常生活相关的建筑

C. 与社会成员日常生活相关的公共交通

D. 与社会成员日常生活相关的信息交流

E. 获得社区服务无障碍

3. 问卷调查法的优点包括

A. 简单　　　　　　　　B. 直接　　　　　　　　C. 人力物力花费小

D. 真实　　　　　　　　E. 全面

4. 以下**不属于**非房屋物理结构的改造内容的是

A. 起居室的改造　　　　B. 物件的收纳　　　　　C. 家具的摆放

D. 通道的改造　　　　　E. 厕所的改造

5. 低位服务设施应设置在

A. 特种服务窗口　　　　B. 售票窗口　　　　　　C. 公共电话台

D. 公交车站　　　　　　E. 饮水器

6. 无障碍道路设施包括

A. 城市主要道路　　　　B. 人行道　　　　　　　C. 人行横道

D. 人行天桥　　　　　　E. 人行地下通道

7. 无障碍环境评定重点测量的内容包括

A. 通道宽度　　　　　　B. 地面的光滑程度　　　C. 斜坡的长度

D. 扶手的高度　　　　　E. 厨房物件摆放

（三）问答题

1. 无障碍环境改造的目的是什么?

2. 无障碍环境的范围包括哪些?

3. 阐述无障碍环境改造原则。

四、参考答案

（一）名词解释

无障碍环境:指的是某个事物对某人是可进入、可接近、易获得,每个人都可以获得使用这个物件或参与这件事情的机会。

（二）选择题

【A1 型题】

1. E　2. D　3. B　4. D　5. A　6. C　7. B

【B 型题】

8. D　9. A　10. C　11. A　12. E　13. B　14. B　15. A　16. C　17. B　18. D
19. E　20. D　21. B　22. D　23. C　24. A　25. C　26. A　27. E　28. B　29. E　30. B

【X 型题】

1. ACE　2. ABCDE　3. ABC　4. ADE　5. BCE　6. ABCDE　7. ABCDE

（三）问答题

1. 无障碍环境改造的目的是什么?

答:(1) 补偿或替代因残疾带来的能力限制或障碍,增强参与社会能力。

（2）提高日常生活活动的自理能力,改善生活质量。

（3）提高参与工作、学习、休闲及社交的机会,改善心理状况,提高自信心。

（4）减少辅助量,减少经济支出,减轻家庭及社会负担。

（5）增强功能的独立性、便利性和舒适性。

（6）增强移动能力、降低能量消耗,安全、有效率地完成活动。

（7）增进照顾者的方便性及安全性。

（8）预防残疾人受到伤害或发生意外。

2. 无障碍环境的范围包括哪些?

答:（1）无障碍设施:道路、建筑、公共交通设施。

（2）无障碍信息交流:主要指各级政府或各类相关部门为残疾人提供的语音信息和文字提示信息服务。

（3）无障碍社区服务:主要是指社区公共服务设施应当具备无障碍服务功能,为残疾人等社会成员参与社区生活提供便利。

3. 阐述无障碍环境改造原则。

答:由于每个残疾人的生活状况和所受的残疾程度不同,环境改造的目标也会有所不同,所以要对残疾人的身体功能和辅助者的辅助能力进行认真评定。无障碍环境改造是将残疾人作为普通的生活个体,从最基础方面提供帮助,有关环境改造技术上的服务,要在尊重残疾人本人和家属意见的基础上,帮助他们实现自己的愿望。在环境改造前,要与其家属进行协商,以取得残疾人本人和家属对改造后设计的充分认可。由于环境改造需要一定的费用,所以需要取得家属的理解和配合,也可以争取残疾人所在单位或社会保障部门的帮助。

（何静杰）